病理学与病理生理学实验

（供护理专业用）

潘晓燕　主编

U0231146

BINGLIXUE
YU
BINGLI SHENGLIXUE
SHIYAN

化学工业出版社
·北京·

内 容 简 介

本书主体内容分两部分，第一部分为病理学实验指导，共有 10 个实验项目，通过实验观察，培养学生独立思考、综合分析和解决问题的能力，提高综合素质，使理论知识得到进一步理解。第二部分为病理生理学实验指导，共有 3 个实验项目，通过动手操作，培养学生的实践动手能力，提高科研创新能力，使所学知识在实验课中得到进一步的巩固。本书还包括实验须知、病理生理学实验的基础知识、病理生理学实验报告、病理学常用英语词汇，以及病理生理学常用英语词汇表等内容。

图书在版编目（CIP）数据

病理学与病理生理学实验/潘晓燕主编．—北京：化学工业出版社，2021.1
ISBN 978-7-122-37917-7

Ⅰ. ①病… Ⅱ. ①潘… Ⅲ. ①病理学-实验-高等学校-教学参考资料②病理生理学-实验-高等学校-教学参考资料 Ⅳ. ①R36-33

中国版本图书馆 CIP 数据核字（2020）第 198804 号

责任编辑：张　蕾　　　　　　　　文字编辑：何金荣
责任校对：李雨晴　　　　　　　　装帧设计：史利平

出版发行：化学工业出版社（北京市东城区青年湖南街 13 号　邮政编码 100011）
印　　装：三河市延风印装有限公司
710mm×1000mm　1/16　印张 5¾　彩插 12　字数 107 千字　2021 年 3 月北京第 1 版第 1 次印刷

购书咨询：010-64518888　　　　　　售后服务：010-64518899
网　　址：http://www.cip.com.cn
凡购买本书，如有缺损质量问题，本社销售中心负责调换。

定　　价：39.80 元

编写人员名单

主　编　潘晓燕

副主编　李婉璐　金　馨

编写人员
陈德青	柴荣奎	金　馨	李婉璐
林雪平	潘晓燕	徐广涛	谢永红

主　审　严蕊琳　马时荣

前 言

在医学教育的过程中，医学实验教学是必不可少的环节，完善和良好的医学实验教育体系是保证和提高医学人才培养质量不可或缺的重要部分。为了更好地适应、配合全国高等学校本科护理学专业规划教材第四版《病理学与病理生理学》教材教学，我们组织编写了《病理学与病理生理学实验》。

《病理学与病理生理学实验》分两部分，第一部分为病理学实验指导，共有 10 个实验项目，通过实验观察，培养学生独立思考、综合分析和解决问题的能力，提高综合素质，使理论知识得到进一步理解。第二部分为病理生理学实验指导，共有 3 个实验项目，通过动手操作，培养学生的实践动手能力，提高科研创新能力，使所学知识在实验课中得到进一步的巩固。 同时，以教学大纲为准绳，针对护理学专业教学特点，减少了部分形态学描述，全部章节包含临床护理相关案例讨论，以加强课程与护理学的联系。 本书包含大体和镜下的相关图片，采用彩色印刷，做到了图文并茂；在编辑形式上突出对常见病、多发病的基本形态学特点和基本知识点的训练，注重学生综合思维的培养，更便于学生进行学习。

本实验教材在编写和出版过程中得到了院校领导、同仁及出版社的大力支持，在此一并表示感谢。由于学术水平和经验有限，书中不足之处在所难免，望大家不吝赐教，以便日臻完善。

编 者

2020 年 8 月

目　录

第一部分

病理学实验

实验须知

一、 实验目的与要求

（一）目 的

1. 通过实验，训练学生观察、描述病变的基本技能，为观察疾病现象、写病史与手术记录等打下基础，为后续课程和临床课程学习打下基础，为今后从事医学工作练习基本功。

2. 通过标本的观察，进行分析、综合，对临床、病理案例进行讨论，培养学生分析问题和解决问题的能力。

3. 通过标本、切片观察，巩固加深学到的理论知识。

（二）要 求

1. 了解并熟悉大体标本和显微镜切片的观察方法。

2. 识别大体标本和显微镜切片中的病理变化，对有代表性的病变进行描述性诊断（实验指导有横线处要求自行描写或诊断）。

3. 参加临床、病理案例讨论，课前充分准备，做好发言提纲，课上要求敞开思想，大胆设想，积极发言。

4. 在实验前必须复习相关理论知识和预习本次实验内容。上课开始检查、提问。

5. 学有余力的学生，要求对实验指导内的"想一想"和思考题进行练习，以开阔思路，举一反三。

二、 实验内容与方法

（一）内 容

1. 大体标本的观察。

2. 病理切片的观察。

3. 临床、病理案例讨论。

4. 观看幻灯片、视频，多媒体投影教学等。

（二）方法

1. 大体标本的观察方法

主要观察病理标本与正常有哪些不同（包括表面与切面），找出异常所在，仔细观察异常情况。

（1）整个脏器的观察

① 大小、重量：实质性的脏器（如肝、肾、脾、脑）应注意是否肿大或缩小；有腔脏器（如心、胃、肠）应注意内腔是否变大或变窄，腔壁（如心壁、胃壁）厚度是否改变，腔内有何内容物（如血液、黏液、渗出物、异物）。

② 形状：是否变形。

③ 颜色：由于实验标本均用福尔马林固定，后者使血液呈黑色，改变了原来的颜色，但有些病变仍能显示特有的颜色，如钙化物呈白色，胆色素呈绿色。

④ 质地：变硬还是变软。

⑤ 表面状态：光滑还是粗糙；湿润还是干燥；有无结节状隆起。

⑥ 切面改变：如是否肿胀，组织纹理是否清楚，光泽度等。

（2）病灶观察　如在脏器的表面或切面发现特殊的病灶，则进一步对病灶进行观察。观察程序仍然同脏器的观察（如大小、形状、颜色、质地等）。体积的大小应采用国际标准计量单位（cm^3），用实物来比喻，如粟粒大、芝麻大、米粒大、黄豆大、鸡蛋大、鹅蛋大、儿头大等仅供参考；形状以圆形、椭圆形、三角形、不规则形、蕈状、花菜状等来形容。此外，还需增加以下几方面观察。

① 位置：病灶位于脏器的具体部位。

② 数目和分布：病灶单个还是多个；如系多个，则分布密集还是散在，是否均匀。

③ 病灶与周围组织的关系：境界清楚或不清，是否有压迫周围组织或阻塞管腔。

2. 病理切片的观察方法

采用普通光学显微镜观察，切片标本通常为苏木素-伊红（HE）染色。胞核染成浅蓝色，胞浆及间质胶原纤维等染成深浅不等的红色。

（1）先放好显微镜，对好光。取所需观察的切片，先用肉眼初步观察切片的外形是否有特殊的病灶，然后把切片放在显微镜的载物台上（注意正放，即要把盖玻片的一面朝上，切勿放反）。

（2）应先用低倍镜（10×4）全面观察该切片情况，辨认它是什么脏器或组织、各部分组织结构情况、是否有异常的病灶或细胞。

（3）找到需要重点观察的部位时，再用高倍镜（10×40）对其组织或细胞的微细改变进行深入详细的观察（切忌一开始便用高倍镜，这样既易压碎切片，又易遗漏重要病变）。

上述大体标本和病理切片观察后，除了实验指导上已有记录外，有的大体标本和切片，学生要自己独立思考，把综合所得到的病理改变用文字描述出来，并且做出诊断（写在空格内）。诊断格式是：脏器名称＋病理变化。如某一脏器是肝，病理变化是脂肪变，则诊断为肝脂肪变；某一切片为肺组织，病变为结核，则诊断为肺结核。每次作业必须在实验课结束后上交。

3. 临床、病理案例讨论

临床、病理案例讨论（clinical pathological conference，CPC）是临床联系病理很好的学习方法，通过讨论，不仅可巩固所学的病理理论知识，同时亦可进一步培养学生分析问题的能力。在讨论前，要认真阅读病史，根据临床表现、检验结果及尸检所见密切结合课堂讲授的理论知识，并参考有关资料，根据所列讨论题做好准备，写好讨论提纲。在实验课中踊跃发言，热烈讨论。由于疾病的发生是一个复杂的过程，而所有的实验标本均取自疾病发展过程中某一阶段的病变，学生在实验中，必须以辩证的观点，动态地观察、思考问题，防止片面性、局限性。

（1）讨论方式

① 分组：以分组形式进行讨论，4～5人/组，设组长1人/组。

② 准备：课前预习相关章节及查阅相关知识。

③ 课件：采用板书或多媒体（PPT、Flash等）形式。

④ 互动：每组所有同学参与讨论，由组长或组员对本组的讨论结果进行总结。以讲解加提问的形式，加深对病理学系统整合模块的理解。提问对象可以是他组同学或指导教师。

（2）报告书写　讨论结束后，将正确结论书写在所附病例的实验报告上，要求字迹工整、条理清晰、科学有据。

实验一 ▶▶

细胞与组织的适应、损伤和修复

重点要求 ➔》

1. 坏死的形态，并从大体上区别几种常见类型的坏死。
2. 修复的主要成分及其形态特点。
3. 大体标本和镜检切片的描写方法。

大体标本观察 ➔》

1. Myocardium hypertrophy（彩图 1-1）

病史摘要：患者，女，51 岁，高血压病史已十年，血压 180/120mmHg，查体心脏扩大。

描写：心脏比本人右拳略大，左心壁厚 2cm（正常≤1.0cm），乳头肌增粗，左心腔略扩张。心瓣膜及心肌、腱索未见明显改变。死于其他疾病。

诊断：高血压心肌肥大

2. Atrophy of the brain（彩图 1-2）

病史摘要：患者，男，15 岁，十年前患流脑（流行性脑脊髓膜炎），未彻底治好，智力发育差。

描写：大脑的侧脑室扩大显著，致使周围脑组织受压、萎缩。

诊断：大脑压迫性萎缩

想一想：标本所见脑室扩大，根据病史判断是怎样引起的，为什么脑室扩大会压迫周围组织？

3. Atrophy of the heart（彩图 1-3）

病史摘要：患者，女，80 岁，因肺结核长期卧床。检查身高 148cm，体重 35kg。

描写：心脏体积缩小，重量减轻 180g（正常 250～300g），心尖变尖，表面血管屈曲，似蛇行状。

诊断：_____

想一想：本例属于哪一种萎缩？该心脏为什么不能说是小儿心脏？

_____

4. Cellular edema of the liver（彩图 1-4）

描写：肝体积增大，色苍白，光泽消失，切面包膜外翻。

诊断：肝细胞水肿

5. Fatty degeneration of the liver（彩图 1-5）

病史摘要：患者，女，50 岁，患肥胖症，体重达 185kg。

描写：肝体积增大，色浅黄，包膜紧张，边缘变钝，切面呈淡黄色。

诊断：肝脂肪变

6. Hyaline degeneration of the liver portal area（彩图 1-6）

描写：血吸虫肝病变，汇管区因结缔组织增生，进一步形成均质、无结构的小片状改变。

诊断：肝汇管区结缔组织玻璃样变

7. Liquefactive necrosis of the liver（彩图 1-7）

描写：肝表面及切面见粟粒到黄豆大灰黄色坏死灶，散在分布，有的病灶中坏死物已流失。

诊断：肝脓肿

8. Coagulative necrosis of the spleen（彩图 1-8）

描写：小儿脾，下极见一类似三角形的白色区域，质实、干燥、境界清楚。

诊断：_____

9. Caseous necrosis of the kidney（彩图 1-9）

病史摘要：患肺结核十年，近一年来有血尿。平时食欲差、消瘦，常低热。

描写：肾切面见多个坏死病灶，灰黄色，无结构，有的已脱落形成空洞。

诊断：肾干酪样坏死

想一想：本例为肾结核，从所见病变分析，患者为什么有血尿？

_____

10. Moist gangrene of the foot（彩图 1-10）

描写：外科截肢标本，小时曾用裹脚带缠足，故有萎缩（压迫性萎缩）。5 个足趾呈黑色，有坏死及炎性渗出物，污秽不清，坏死与正常处分界不明显。

诊断：足湿性坏疽

想一想：为什么诊断为湿性坏疽？怎么形成的？

11. Intestinal moist gangrene（彩图 1-11）

病史摘要：因肠扭转而出现急腹症，急诊入院，行肠切除手术。检查腹壁板样硬、休克、高热、白细胞升高。

描写：大段肠坏死，部分呈黑色，肠浆膜有纤维素渗出。

诊断：肠湿性坏疽

想一想：肠扭转为何会引起肠坏疽？为什么是湿性？

切片标本观察 →→→

1. Cellular swelling of the kidney（彩图 1-12）

描写：低倍镜首先找到皮质、肾小球及近曲小管，然后着重观察近曲小管的变化。高倍镜见近曲小管上皮细胞肿胀，胞浆内充满无数大小相近、嗜伊红颗粒，管腔狭小呈星芒状，少数管腔内可见红染之蛋白物质。

诊断：肾小管上皮细胞水肿

2. Ballooning degeneration of the hepatic cell（彩图 1-13）

病史摘要：患乙型病毒性肝炎已一年，常有疲乏、食欲减退、腹胀，谷丙转氨酶（SGPT）150U。近日黄疸、腹水（1500mL）、昏迷，终因抢救无效而死亡。

描写：低倍镜见肝组织有散在较透明区域。高倍镜见上述区域有堆成片状、体积增大、胞质透亮的细胞。

诊断：肝细胞气球样变

想一想：

① 细胞透亮处是什么成分？ _____

② 发展下去会有什么变化？ _____

3. Fatty degeneration of the liver（彩图 1-14）

描写：低倍镜见肝正常小叶结构消失，可发现一些肝细胞胞浆内含有境界清晰、中空无物、大小不等的空泡（这些空泡是在制片过程中，细胞内沉积的脂肪滴被酒精、二甲苯溶解而成）。空泡大时，细胞核被挤向一侧，使细胞成为印戒状。

诊断：肝细胞脂肪变

4. Hyaline degeneration of arterial wall（彩图 1-15）

描写：脾中央动脉（细动脉），管壁可见呈均匀一致红染的无结构物。

诊断：动脉壁玻璃样变

5. Granulation tissue（彩图 1-16）

描写：切片为脑脓肿壁，脓肿腔内见坏死物及泡沫细胞，脓肿壁由成纤维细胞及毛细血管组成，其间有大量中性粒细胞、浆细胞等浸润。

诊断：肉芽组织

想一想：脑脓肿为脑的坏死，它属于什么类型的坏死？泡沫细胞怎么形成？坏死周围肉芽组织增生属于坏死后哪一种结局？

---

6. Coagulative necrosis of the spleen（彩图 1-17）

描写：脾组织，脾窦淤血严重，一侧可见精细结构消失，仅剩细胞轮廓。

诊断：脾凝固性坏死

7. Cervical squamous cell metaplasia（彩图 1-18）

描写：子宫颈黏膜柱状上皮被鳞状上皮所替代，部分宫颈腺体上皮亦被鳞状上皮替代。黏膜下见慢性炎症细胞浸润。

诊断：子宫颈黏膜鳞状上皮化生

思考题 ➤➤

1. 本章叙述的各种因组织细胞损伤而引起的病变，哪些是可复性的？哪些是难以恢复的？哪些是不能恢复的？

2. 先天性发育障碍与萎缩有什么本质上的不同？

3. 在 HE 染色的切片上，如见到细胞内有空泡，应考虑哪些病变？可用什么染色加以区别？

4. 机体某一脏器发生凝固性坏死后，坏死区及其附近将发生一系列形态改变，请按时间顺序描述。

5. 机体在什么情况下局部会产生肉芽组织，它有哪些对机体有利的作用？在某种情况下，肉芽组织生长对机体也有坏处，试举两例说明。

6. 列表说明凝固性坏死与液化性坏死的异同。

7. 从原因、条件、后果、形态特点 4 个方面比较湿性坏疽、干性坏疽、气性坏疽的不同。

8. 试从创伤程度、愈合过程、肉芽组织数量、愈合所需时间等 4 个方面比较一期愈合与二期愈合。在处理伤口时，如何为一期愈合创造条件？

9. 一个下肢较大面积开放性损伤（即组织损伤同时皮肤也有破损）的患者，创面长期不愈合，你应进一步对患者做哪些检查，以查清创面不愈合原因。

10. 简述增生、肥大、化生、再生、机化的定义及对机体的意义。

11. 什么是肉芽组织，它的发生发展怎样？简述它在机体防御反应中的意义。

实验二 ▶▶

局部血液循环障碍

重点要求 ──≫

1. 肝、肺慢性淤血时的形态表现、后果及描述方法。
2. 常见脏器梗死的形态特点。
3. 血栓形成、栓塞、梗死的概念及它们之间的关系。

大体标本观察 ──≫

1. Hyperemia of the appendiceal serosa（彩图 2-1）

描写：阑尾增粗，阑尾浆膜小动脉扩张，表面少量白色脓性物渗出。

诊断：阑尾浆膜充血

2. Chronic congestion of the liver（彩图 2-2）

病史摘要：患者，男，38 岁，心脏病患者，二尖瓣狭窄病史已有 10 多年，起初劳动后心悸、气急，逐渐不能平卧，下肢水肿，最终因心力衰竭而死亡。

描写：肝切面，在淡黄色背景上可见暗红色条纹及小点（是什么病变？）（切面见各种形状的小孔是肝内血管切面）。

诊断：_____

想一想：什么情况下发生肝淤血？长期的肝淤血，肝脏可有何变化？上述淡黄色背景是什么病变？

_____

3. Cerebral hemorrhage of brain（彩图 2-3）

描写：大脑冠状切面，可见一侧脑室内有暗红色血块，脑室扩大，脑组织有坏死。

诊断：脑出血

想一想：脑室为什么会扩大？为什么会坏死？

4. Thrombosis of the vein（彩图 2-4）

描写：静脉一段，长 15cm，直径 0.8～1.2cm。纵剖面见腔内有灰褐色、干燥、无光泽的固体物充塞黏着管壁，较牢固。

诊断：

想一想：血管内固体物为什么不是死后凝血块？

5. Infarct of the spleen（彩图 2-5）

病史摘要：患者，女，5 岁，患败血症（血中有细菌繁殖），全身皮肤可见出血点，高热，心脏有杂音，因心力衰竭死亡。

描写：

诊断：

想一想：该脾的病变是如何形成的？

6. Hemorrhagic infarct of the lung（彩图 2-6）

描写：肺尖部见有一外形不规则的黑色区，区内结构不清，一端紧贴肺膜，四周黑色更明显。

诊断：

想一想：肺内出现这种黑色病变需要什么条件？

切片标本观察 ➡➤

1. Chronic congestion of the liver（彩图 2-7）

观察要点：

① 肝内中央静脉大多不清楚。

② 见点状、条状的淤血区（后者往往连接相邻的中央静脉）。

③ 淤血区肝细胞有萎缩、坏死。

④ 肝小叶周边，无淤血区肝细胞可见脂肪变。

诊断：

2. Chronic congestion of the lung（彩图 2-8）

观察要点：

① 肺泡腔内有红细胞、水肿液。

② 非常突出的病变是腔内可见成团的巨噬细胞，后者胞质中见棕色颗粒。

③ 肺泡中隔增厚。

诊断：＿＿＿＿＿＿＿＿＿＿＿＿＿＿＿

想一想：含有棕色颗粒的巨噬细胞称什么细胞？怎么形成？本例没有见到毛细血管扩张，为什么？

___

3. Infarct of the kidney（彩图 2-9）

观察要点：

① 区分梗死区和非梗死区。

② 梗死区略呈三角形，淡染，其中肾小球、肾小管精细结构（细胞器）消失，但轮廓保存。

③ 梗死区与非梗死区之间有充血带，其外有大量白细胞。

诊断：＿＿＿＿＿＿＿＿＿＿＿＿＿＿＿

4. Mixed thrombus（彩图 2-10）

描写：切片中淡红色、无结构、互相交叉相连的是血小板形成的小梁，小梁之间红色细胞为红细胞，蓝色为白细胞，主要分布在小梁边缘。

诊断：＿＿＿＿＿＿＿＿＿＿＿＿＿＿＿

想一想：切片中哪种形态为细胞凝集作用所致？哪种形态为血液成分凝固而成？

___

思考题 ➡➡

1. 慢性肺淤血主要由哪些原因引起？长期肺淤血全身可发生哪些病变？

2. 血栓形成与体外血液凝固有无本质不同？为什么？

3. 血栓形成的原因（或称条件）有哪三个？血栓形成常是两个以上条件综合作用的结果，但有些情况下，血栓形成只有一个条件作用，请举出 2～3 个这样的例子。

4. 列出临床上可见到的 7 种栓塞，它们的常见原因各有哪些？怎样预防这些栓塞？

5. 动脉系统栓子常来自何处？常栓塞哪些脏器？肺动脉栓塞的栓子常来自何处？

6. 某孕妇足月妊娠，体健，自己走进产房待产。待产时宫缩剧烈，羊膜早破。分娩过程中产妇出现抽搐、呼吸困难、血压下降、阴道大量出血且难以止住。试问患者最可能是什么病？为什么会有大出血？

7. 血栓发生在心瓣膜上是风湿性心脏病很多见的一种病理改变，它可以使瓣膜缩短和互相粘连，你能解释这两个病变的原因吗？

8. 二尖瓣狭窄（主要是瓣膜互相粘连引起）造成血液循环障碍的患者，可用二尖瓣狭窄分离术以解除狭窄，但术后一个常见并发症是心脏内、静脉内的血栓形成。简述这种患者血栓形成的原因。

9. 简述血栓、栓塞、梗死、坏死、坏疽的相互关系。

实验三 ▶▶

炎 症

重点要求 ━━➤

1. 炎症的三种基本病变，它们的代表性疾病。
2. 几种常见渗出性炎症标本的肉眼观及镜下特点。

大体标本观察 ━━➤

1. Simple appendicitis（彩图 3-1）

病史摘要：患者，女，19 岁，腹痛 2 天，隐痛，近半天加重。轻度发热，恶心，查体腹肌紧张，麦氏点明显压痛及反跳痛。实验室检查：白细胞 $12 \times 10^9 / L$，中性粒细胞 89%。

描写：阑尾增粗，阑尾浆膜小动脉扩张，表面少量白色脓性物渗出。

诊断：＿＿＿＿＿＿＿＿＿＿＿＿＿＿＿＿＿＿＿

2. Fibrinous peritonitis of small intestine（彩图 3-2）

描写：小肠长约 80cm，部分为灰黑色出血性坏死，浆膜面可见大片白色渗出的固体物附着，渗出物部分掉入固定液内，使液体混浊。

诊断：＿＿＿＿＿＿＿＿＿＿＿＿＿＿＿＿＿＿＿

3. Purulent meningitis（彩图 3-3）

描写：大脑软脑膜表面、蛛网膜下（标本中硬脑膜已去除）脑沟的血管周围有白色脓性渗出物积聚，尤以顶叶、额叶明显。

诊断：＿＿＿＿＿＿＿＿＿＿＿＿＿＿＿＿＿＿＿

4. Abscess of the cholecyst（彩图 3-4）

描写：胆囊增大，约 8.5cm×5.0cm×2.0cm，囊壁增厚，约 0.5cm，囊壁见数个不规则形灰白色病灶，多为米粒大小散在分布。黏膜见出血、坏死。

诊断：_____

5. Abscess of the liver（彩图 3-5）

病史摘要：皮肤化脓性感染，反复发作，近 2 月来持续高热、腹泻，肝区胀痛，昏迷，因休克而死亡。

描写：_____

诊断：_____

6. Chronic cholecystitis（彩图 3-6）

病史摘要：右上腹饭后饱胀已 10 多年，过去一直以"胃病"治疗，近日 B 超诊断为胆囊疾病而手术切除。

描写：胆囊增大，约 12.5cm×6.5cm×2.5cm，壁厚 1～1.5cm，局部表面有纤维增生。

诊断：_____

7. Chronic schistosomiasis of the colon（彩图 3-7）

病史摘要：血吸虫病患者，因其他疾病死亡。

描写：大肠黏膜上皮增生，形成多数绿豆、芝麻大小，突出于黏膜带蒂颗粒。黏膜尚见细小溃疡形成。

诊断：_____

切片标本观察 —⟫

1. Alterative inflammation of the brain（彩图 3-8）

观察要点：先眼观，见切片中有透亮区，然后置镜下观察此区，可见脑组织内圆形、不规则的空白中仅有少量纤维网状结构，细胞成分均已消失，此即坏死灶。

诊断：_____

2. Acute phlegmonous appendicitis（彩图 3-9）

观察要点：

① 低倍镜观察的阑尾组织中，各层均有大量炎症细胞弥漫性浸润（注意阑尾黏膜及黏膜下正常有密集淋巴组织，不可当作浸润的炎症细胞）。

② 高倍镜观察这些浸润细胞为中性粒细胞。

③ 阑尾各层均见充血、水肿。

诊断：_____

3. Abscess of the lung（彩图 3-10）

观察要点：

① 先眼观，见切片内有许多蓝色小点。

② 低倍镜观察蓝点为坏死灶，高倍镜下见内有大量变性的中性粒细胞。

③ 四周肺组织充血、水肿。

诊断：＿＿＿＿＿＿＿＿＿＿＿＿

4. Fibrinous pericarditis（彩图 3-11）

观察要点：切片标本选自心房壁，主要观察心外膜（有脂肪），有大量红色丝状、块状的纤维蛋白附着。

诊断：＿＿＿＿＿＿＿＿＿＿＿＿

5. Polyp of the nose（彩图 3-12）

观察要点：血管和结缔组织增多，并有较多的中性粒细胞和淋巴细胞、浆细胞浸润，间质水肿较明显，表面覆盖假复层纤毛柱状上皮，部分呈鳞状上皮化生。

诊断：＿＿＿＿＿＿＿＿＿＿＿＿

思考题 —≫

1. 炎症是机体对致炎因素作用的防御反应，对机体是有利的，但是我们又常在炎症时用"消炎"药，如何解释？

2. 试解释化脓、脓肿、脓液、蜂窝织炎、脓肿膜、窦道、瘘管、脓性卡他等名词。

3. 急性炎症时局部组织肿胀和慢性炎症时局部组织体积增大原因有何不同？

4. 某患者阑尾炎手术，术后两周经常出现腹痛，但无发热及白细胞增高现象，此腹痛有哪些可能？

5. 一妇女经剖宫产后，腹壁伤口经久不愈，后经医师检查发现有手术线头遗留，此部位如进行组织切片检查，可发现哪些形态改变？

6. 急性胸膜炎治愈后，有部分患者的呼吸活动受限制，有些患者却正常，为什么？

7. 男性患者，开始时面部患"疖"，有红、肿、热、痛，逐渐加重已 10 天。体温 38～39℃，去医院切开。当晚即畏寒、高热、头痛，次日出现黄疸，肝脾肿大，白细胞 $20×10^9$/L。根据你所学的病理知识，做出诊断，并解释上述症状。

实验四 ▶▶

肿　瘤

重点要求 ━━❯❯

1. 肿瘤生长的基本方式及恶性肿瘤的异型性。
2. 肿瘤的基本类型及代表性肿瘤的病理特点。

大体标本观察 ━━❯❯

1. Papilloma（彩图 4-1）

描写：＿＿＿＿＿＿＿＿＿＿＿＿＿＿＿＿＿＿＿＿＿＿＿＿＿＿＿＿＿＿＿＿

诊断：＿＿＿＿＿＿＿＿＿＿＿＿＿＿＿＿＿＿＿＿＿＿＿＿＿＿＿＿＿＿＿＿

2. Adenoma of the colon（彩图 4-2）

描写：结肠一段，黏膜有 3.0cm×3.0cm×2.5cm 的新生物向外生长，其表面有多数细小乳头，状如草莓，与黏膜相连，基底较宽。

诊断：＿＿＿＿＿＿＿＿＿＿＿＿＿＿＿＿＿＿＿＿＿＿＿＿＿＿＿＿＿＿＿＿

3. Mucous cystadenoma of the ovary（彩图 4-3）

描写：肿瘤包膜完整，切面多个囊腔，腔壁厚薄不一，腔内充满黏液。

诊断：＿＿＿＿＿＿＿＿＿＿＿＿＿＿＿＿＿＿＿＿＿＿＿＿＿＿＿＿＿＿＿＿

4. Carcinoma of the breast（彩图 4-4）

描写：肿瘤位于皮下，直径 4.5～7cm，与周围分界清楚，切面呈灰色，部分见肿瘤性腺管扩张（镜下有纤维和腺体两种成分增生）。

诊断：＿＿＿＿＿＿＿＿＿＿＿＿＿＿＿＿＿＿＿＿＿＿＿＿＿＿＿＿＿＿＿＿

5. Fibroma（彩图 4-5）

描写：皮肤及皮下纤维组织增生，切面见条索状结构，外覆皮肤，有蒂。

诊断：＿＿＿＿＿＿＿＿＿＿＿＿＿＿＿＿＿＿＿＿＿＿＿＿＿＿＿＿＿＿＿＿

6. Lipoma（彩图 4-6）

观察要点：

① 颜色。

② 是否有包膜，包膜是否完整。

③ 分叶状。

诊断：_____

7. Leiomyoma of the uterus（彩图 4-7）

描写：子宫肌层有一直径约 4cm 大小的球形肿物，与周围平滑肌分界尚清，切面灰白，呈编织状结构。

诊断：_____

8. Teratoma of the ovary（彩图 4-8）

描写：肿瘤大小 14.0cm×10.0cm×5.0cm，呈囊状，有两个较大囊腔，腔内有黏液等成分（镜下可见骨、软骨、脾等组织）。

诊断：_____

9. Squamous cell carcinoma of the skin（彩图 4-9）

描写：右手背见一肿物，大小 7.0cm×5.0cm，略突出皮肤，表面呈菜花状。

诊断：_____

10. Lymphoma（彩图 4-10）

描写：数个明显肿大的结节，如核桃大到鸭蛋大小，融合成团，切面灰白、细腻。

诊断：_____

11. Osteosarcoma of the femur（彩图 4-11）

病史摘要：患者，男，26 岁，大腿近膝关节处经常肿痛，约 20.0cm×17.0cm 大小，时有发热。有次发生剧烈疼痛时就诊。X 线检查：示骨干有骨膜反应（Codman 三角）及日光放射状阴影，骨皮质破坏。行截肢手术。

描写：股骨下端呈梭形膨大，约 13.0cm×10.0cm×7.0cm，骨髓腔及股骨皮质已破坏，被灰白色细腻的肿瘤所取代，并向周围肌肉浸润。

诊断：_____

12. Polyposis coli（彩图 4-12）

病史摘要：患者，男，18 岁，因肠镜检查发现此病，据诉患者的父亲及祖父均患大肠癌病故。

描写：结肠一段，黏膜面见无数绿豆大小的息肉，蒂较宽，散在分布。

诊断：结肠多发性息肉病

想一想：本病与大肠癌有什么关系？

13. Gastric adenoma（彩图 4-13）

描写：胃切除标本，胃体部见一带蒂息肉状肿物。

诊断：_____

切片标本观察 —≫

1. Papilloma of the skin（彩图 4-14）

描写：皮肤鳞状上皮增生呈乳头状，未见浸润，上皮分化好，可见过度角化。

诊断：_____

2. Squamous cell carcinoma of the skin（彩图 4-15）

观察要点：

① 观察皮肤的鳞状细胞异型增生，并向真皮浸润。

② 浸润的肿瘤细胞呈巢状，称癌巢。本例分化好，故有角化物形成，在癌巢中心，即癌珠（角化珠）。

诊断：_____

3. Fibroadenoma of the breast（彩图 4-16）

描写：肿瘤组织由增生的纤维组织和腺体所构成。腺体大小不一，内衬单层柱状或假复层柱状上皮，纤维组织为梭形纤维细胞及胶原纤维，瘤细胞大小较一致，与正常组织相似。

诊断：_____

4. Metastatic carcinoma of the lymph node（彩图 4-17）

病史摘要：患者，男，45 岁，15 年前起有"胃溃疡"，经常胃痛，近 3 年来加剧。近 2 月来消瘦，厌食。胃镜检查：胃窦部有肿块。行肿块切除手术。术中见幽门上下淋巴结肿大。

描写：淋巴结一侧的淋巴窦内见成片癌细胞生长，局部淋巴结结构破坏。癌细胞核大，深染。部分癌细胞核被挤向一边，形似印戒状。

诊断：_____

想一想：本例腺癌分化较差，未见腺管结构，但仍然可以肯定为腺癌，你能找出片中某些细胞的形态证据吗？

_____

5. Carcinoma of the colon（彩图 4-18）

描写：结肠组织，局部腺体增生形成腺管状，腺上皮胞质丰富，核大，染色深，成片肿瘤向肌层浸润。

诊断：_____

6. Atypical of the malignant tumor（彩图 4-19）

描写： _____

诊断： _____

思考题 →»

1. 通过本章实验你对肿瘤的概念和特性有哪些认识（用自己的语言简要归纳）？

2. 有人说"肿瘤的良性恶性是相对的"，这句话对否？试举例加以说明。

3. 什么是肿瘤的分级和分期，两者有何区别。

4. 某患者左锁骨上淋巴结肿大，医生怀疑为癌转移，你认为癌的原发病灶最有可能在哪里？应该进一步做哪些检查？

5. 一位吸烟多年男性患者，近两月来咳嗽、咳痰，有时痰中带血丝，X 线检查显示肺门处有一边界不清之阴影，为了进一步明确诊断，你认为还要做哪些检查？

6. 解释下列名词：分化、异型性、扩散、蔓延、癌、肉瘤、癌前病变、原位癌、早期癌、早期浸润癌。

7. 指出下列疾病中哪些是良性肿瘤，哪些是恶性肿瘤：霍奇金淋巴瘤、尤因肉瘤、白血病、精原细胞瘤、皮样囊肿、黑色素瘤。

8. 如何区别炎性假瘤和真性肿瘤（从大体标本检查和镜下改变等几方面考虑）。

实验五 ▶▶

心血管系统疾病

重点要求 ⟶≫

1. 风湿肉芽肿的形态特点、好发部位，慢性瓣膜病造成的后果。
2. 高血压病心脏的改变，其形成机制。
3. 动脉粥样硬化病灶特点及其对心、脑的影响。

大体标本观察 ⟶≫

1. Hypertensive heart hypertrophy（彩图 5-1）

病史摘要：患者，男，68 岁，眩晕、心悸 20 年，长期血压升高，因高热、咳嗽、气喘不能平卧而住院。入院时血压 210/160mmHg，X 线检查诊断为肺炎，心脏肥大。患者因肺炎而死亡。

描写：心脏体积比本人右拳略大，左心壁厚 2cm（正常≤1.0cm），乳头肌增粗，左心腔略扩大。瓣膜、心肌及腱索未见明显改变。

诊断：_____

2. Atherosclerosis of the aorta（彩图 5-2）

描写：主动脉内膜见散在分布的片状、条纹状斑纹，略隆起。

诊断：_____

想一想：标本属于第几期病变？

_____

3. Mitral stenosis（彩图 5-3）

病史摘要：患者，女，43 岁。幼年时经常感冒发热、关节游走性疼痛，确诊风湿性心脏病 18 年，近年来心悸、气喘逐渐加重，并有下肢水肿，不能平卧，因心力衰竭而死亡。

描写：左心二尖瓣瓣膜明显增厚粘连，瓣口高度狭窄，呈鱼口状（漏斗状），乳头肌增粗，腱索缩短。

诊断：_____

想一想：此病变 X 线显示的心脏形状？

_____

4. Infective endocarditis（彩图 5-4）

描写：心脏二尖瓣上有数个灰红色的鸡冠状或息肉状赘生物。左心室内壁也可见米粒大小赘生物数颗。二尖瓣未见增厚，腱索未见缩短，心脏未见肥大。

诊断：_____

想一想：本例属急性还是亚急性感染性心内膜炎？

_____

5. Hypertensive hemorrhage of the brain（彩图 5-5）

病史摘要：患者，男，63 岁，高血压病病史已 30 多年。此次急性发作表现为头痛、心悸、气急，双下肢水肿。昨日上午，因与家人生气，突然从座位上跌下，不省人事。急诊入院，CT 诊断为脑出血。当晚心搏骤停死亡。

描写：

诊断：

想一想：高血压病脑出血是怎么引起的？

_____

切片标本观察 ➤➤➤

1. Rheumatic myocarditis（彩图 5-6）

观察要点：

① 先在低倍镜下于心肌之间找到风湿肉芽肿。

② 高倍镜观察肉芽肿的形态，尤其注意观察典型的风湿细胞形态特点。

③ 有的肉芽肿已纤维化。

诊断：_____

想一想：这些风湿肉芽肿怎样进一步演变？

_____

2. Atherosclerosis of the aorta（彩图 5-7）

观察要点：

① 主动脉内膜明显增厚、玻璃样变。

② 增厚的内膜与中膜（主要为平滑肌）之间可见大量裂隙状、竹叶状结晶（为胆固醇，切片脱水时胆固醇已溶解于二甲苯），并见大量粉红色坏死组织，此处

内膜向管腔突出。

③ 内膜面（即血管腔面）见血栓形成，与内膜紧密相连。

诊断：_____

3. Arteriosclerosis of the kidney（彩图 5-8）

观察要点：

① 入球动脉玻璃样变使相应肾小球纤维化及肾小管萎缩。

② 部分肾单位仍保留。

③ 小动脉内膜增生、纤维化。

诊断：_____

4. Atherosclerosis of the coronary artery（彩图 5-9）

描写：冠状动脉内膜呈半月状增厚，内膜下见粥样斑块，其中纤维组织增生、玻璃样变，其内可见菱形胆固醇结晶。管腔内见血液充塞。

诊断：_____

思考题 —≫

1. 某患者自小患风湿性心脏病，二尖瓣狭窄，在其 38 岁时，突然死于急性心力衰竭。简述其心、肺、肝、下肢等可能发生的病变。

2. 风湿病患者，在风湿活动停止时，是否意味疾病痊愈，为什么？

3. 对冠心病患者提出哪些建议，并说明其理论依据？

4. 大面积心肌梗死患者一周内应绝对卧床休息，为什么？

5. 肺源性心脏病和高血压心脏病是两种完全不同的心脏病，其发病机制和形态特点上有何不同？

6. 高血压病晚期，患者心、脑、肾可能发生什么病变？引起相应症状有哪些？

7. 高血压病脑出血常发生的部位在何处？为什么这些部位易发生血管破裂？

8. 动脉粥样硬化斑块形成后，可能产生哪些继发性病变？

实验六 ▶▶

呼吸系统疾病

重点要求 ─❯❯

1. 大叶性肺炎和小叶性肺炎的肉眼观、镜下表现及临床病理联系。
2. 肺癌的病理特点。
3. 慢性支气管炎、肺气肿、肺源性心脏病病变之间的演变过程。

大体标本观察 ─❯❯

1. Bronchiectasis（彩图 6-1）

病史摘要：患者，女，34 岁，幼年时体弱，经常感冒发热、咳嗽，近 10 年来，咳嗽更加频繁，并伴发热，痰量增加，每天可有 200mL，痰内底层为脓性，上层为泡沫状。近年来伴有气急、心悸。

描写：_____

诊断：_____

2. Lobular pneumonia（彩图 6-2）

观察要点：

① 小儿肺，肺切面有散在灰白色结节，并以细支气管为中心。

② 病变以下叶密集，部分融合。

诊断：_____

3. Pulmonary emphysema（彩图 6-3）

描写：肺组织因含气量增多而过度膨胀增大，色苍白，表面形成肺大疱。

诊断：_____

4. Atelectasis（彩图 6-4）

描写：肺组织因含气量减少而体积缩小，失去了原有的海绵状结构，似肝组织。

诊断：_____

5. Carcinoma of the lung（彩图 6-5）

描写：外科切除肺叶，见一巨大肿块约 10.0cm×8.0cm×6.0cm，灰黄色，可见坏死灶。肿块境界不甚清楚。与支气管关系不清。

诊断：_____

切片标本观察 →》

1. Chronic bronchitis（彩图 6-6）

描写：肺组织中，细支气管黏膜上皮杯状细胞增生，支气管壁充血，慢性炎症细胞浸润。结缔组织增生。可见肺不张和肺气肿。有的肺泡腔中可见大量吞噬细胞，其胞质中有含铁血黄素颗粒。

诊断：_____

想一想：切片中有含铁血黄素的细胞，怎样形成的？

_____

2. Lobar pneumonia（彩图 6-7）

观察要点：

① 肺泡腔内渗出物是什么？

② 肺泡有没有存在？

③ 病变呈大片状。

诊断：_____

3. Lobular pneumonia（彩图 6-8）

观察要点：

① 细支气管有化脓现象，腔内见脓液。

② 细支气管周围肺泡化脓。

③ 病变以细支气管为中心，向四周扩散。

诊断：_____

4. Silicosis（彩图 6-9）

病史摘要：患者，男，59 岁，矾矿工人，工龄 30 年。10 年前因心悸、气急、丧失劳动力而病退，后因"心力衰竭"死亡。

观察要点：

① 肺组织中有散在圆形玻璃样变结节，呈同心圆结构。

② 部分肺组织有肺气肿和肺不张。

诊断：_____

思考题 ➡➡

1. 简述慢性支气管炎的基本病理变化和并发症。

2. 大叶性肺炎、小叶性肺炎及间质性肺炎的病理改变有什么异同？

3. 患者，男，67 岁，既往有慢性咳嗽史 10 余年，近年来出现气急，下肢水肿，痰带血丝。X 线检查：肺纹理增粗，肺野透光度增加。查体：嘴唇青紫，呼气性呼吸困难，桶状胸。请问该患者的初步病理诊断是什么？需要与哪些疾病做鉴别？

4. 许多疾病可以引起肺源性心脏病，它们的共同病理基础是什么？

5. 当两肺出现弥漫分布、点片状阴影的 X 线图像时，应该想到有哪些疾病的可能？怎样加以鉴别？

6. 解释下列名词：慢性支气管炎、慢性阻塞性肺气肿、慢性肺源性心脏病、硅结节、肺肉质变。

实验七 ▶▶

消化系统疾病

重点要求 ━━➤➤

1. 溃疡病的病理形态及并发症。
2. 肝硬化的形态特征及转归。
3. 消化道恶性肿瘤的病理形态特征。

大体标本观察 ━━➤➤

1. Gastric ulcer（彩图 7-1）

描写：＿＿＿＿＿＿＿＿＿＿＿＿＿＿＿＿＿＿＿＿＿＿＿＿＿＿＿＿＿

诊断：＿＿＿＿＿＿＿＿＿＿＿＿＿＿＿＿＿＿＿＿＿＿＿＿＿＿＿＿＿

2. Appendicitis（彩图 7-2）

描写：阑尾一条，长 6cm，直径 1cm，表面充血，有少量白色脓性渗出物。

诊断：＿＿＿＿＿＿＿＿＿＿＿＿＿＿＿＿＿＿＿＿＿＿＿＿＿＿＿＿＿

3. Subacute fulminant hepatitis（彩图 7-3）

病史摘要：患者，男，28 岁，3 个月来不规则发热伴食欲减退，肝区疼痛，皮肤巩膜发黄及经常鼻出血，大便呈灰白色。近 1 个月来腹部膨胀，黄疸加剧。2 天来烦躁不安，以后转入昏迷，经抢救无效死亡。

描写：肝体积缩小，左右径 18cm，上下径最厚处仅 6cm，尤以左叶缩小明显。肝表面呈结节状，结节细小如米粒。切面隐约见米粒大小结节，界清，有少量纤维包围。另见淡黄色米粒大小病变（新鲜坏死灶），也以左叶为明显。

诊断：＿＿＿＿＿＿＿＿＿＿＿＿＿＿＿＿＿＿＿＿＿＿＿＿＿＿＿＿＿

4. Cirrhosis（彩图 7-4）

病史摘要：患者，男，38 岁。患慢性活动性肝炎 5 年。近一年来经常腹胀，食欲减退，乏力。近 3 个月出现黄疸、腹水。一周来出现昏迷，经抢救无效死亡。

描写：肝体积缩小，色褐黄，质地变硬。表面有弥漫性结节状隆起，结节普遍较小，比较一致，直径 0.3～0.5cm。切面见肝组织被上述结节所代替。结节间有纤细的纤维组织分隔。

诊断：_____

5. Hepatic carcinoma with cirrhosis（彩图 7-5）

描写：肝脏体积增大，表面有较大突起与凹陷，切面结节大小不一致。结节间结缔组织较宽。可见灰白色结节状物，质较松脆，可见出血。

诊断：_____

6. Carcinoma of the esophagus（彩图 7-6）

描写：外科切除食管一段，长 6cm，切面管壁增厚，可见灰白色病灶 3 处，与黏膜相连，并向肌层至外膜生长，可见管腔狭窄。

诊断：_____

7. Gastric carcinoma（彩图 7-7）

观察要点：

① 病变大小、外形（不规则溃疡型）。

② 周围情况（隆起）。

③ 底部（出血、坏死）。

④ 浆膜面情况（有淋巴结转移）。

诊断：_____

8. Colonic carcinoma（彩图 7-8）

描写：大肠回盲部见一 10.0cm×4.0cm×4.0cm 巨大肿块，呈菜花状，该处黏膜溃疡形成，破坏肠壁。

诊断：_____

切片标本观察 →»

1. Cirrhosis（彩图 7-9）

观察要点：

① 正常肝小叶结构破坏。

② 假小叶形成。

③ 结节间有纤维分隔（纤维间隔较宽，炎症明显）。

诊断：_____

想一想：假小叶与肝小叶的不同点。

2. Gastric ulcer（彩图 7-10）

描写（分病变层次描写）：

_____

诊断：_____

3. Virus hepatitis（common type）（彩图 7-11）

观察要点：

① 肝细胞普遍肿胀，胞质内出现细颗粒。

② 部分呈气球样变的肝细胞，散在呈团分布。

③ 散在肝细胞胞质红染，胞核固缩，为嗜酸性坏死（即凋亡小体）。

诊断：_____

4. Acute fulminant hepatitis（彩图 7-12）

描写：肝细胞广泛坏死，结构消失，坏死区有大量淋巴细胞、单核细胞浸润。

诊断：_____

思考题 ⟶»

1. 胃溃疡为什么常位于胃窦部，这与哪些因素有关？

2. 造成胃十二指肠溃疡难以愈合、愈合后易复发的原因有哪些？

3. "肝多发性脓肿，在脓肿愈合后大量结缔组织增生，致使肝组织变硬、变形，导致肝硬化。"此话对吗？为什么？

4. 请说明肝硬化形态发生过程中，增生的结缔组织有哪两种来源？

5. 肝硬化后，若致病因子不消除（如肝炎、酒精损害、毒物慢性中毒损害肝细胞），假小叶可以进一步发生哪些改变？其机制是什么？

6. 尸检时，发现肝内（切面及表面）有弥漫性、大小不等的结节，通过肉眼和切片显微镜观察，如何判断是肝硬化还是肝癌（结节型）。如果是肝癌，需要有哪些诊断依据？

7. 请列表比较食管癌、胃癌、大肠癌、原发性肝癌的病因、大体形态类型及镜下形态类型。

8. 归纳大肠癌、胃癌、食管癌、原发性肝癌的转移途径，分析每种癌的转移特点。

9. 分析病毒性肝炎（乙型）、肝硬化、原发性肝癌三者之间的关系。

10. 以急性普通型病毒性肝炎的病变为基础，解释临床上可能出现的症状和体征。

11. 简述急性重型病毒性肝炎的病理变化，并解释临床表现。

实验八 ▶▶

泌尿系统疾病

重点要求 ▶▶

1. 急性和慢性肾小球肾炎的肉眼观及镜下病理改变。
2. 慢性肾盂肾炎的肉眼观特点。

大体标本观察 ▶▶

1. Acute glomerulonephritis（彩图 8-1）

病史摘要：患者，女，10 岁，眼睑水肿 2 个月，逐渐发展至全身水肿，近 1 周尿量减少，肉眼血尿，血压 140/90mmHg。

描写：肾脏体积增大，表面光滑（包膜已剥离），色淡红，有紫红色点状病灶（如蚤咬状）。切面皮质略增厚，也见紫红色斑点。

诊断：＿＿＿＿＿＿＿＿＿＿＿＿＿＿＿＿＿＿＿＿

想一想：标本中紫红色斑点怎样形成的？本例肾脏体积增大的原因有哪些？

＿＿＿＿＿＿＿＿＿＿＿＿＿＿＿＿＿＿＿＿＿＿＿＿＿＿＿＿＿＿＿＿＿

2. Chronic glomerulonephritis（彩图 8-2）

病史摘要：患者，男，23 岁，因全身水肿加重，气短 1 天而入院。患者于 7 岁时即有"肾炎"，经常感冒后出现水肿。5 年前检查发现血压 150/85mmHg，尿含蛋白、红细胞及颗粒管型，比重 1.005。1 天前过度劳累后出现头痛、嗜睡、高度水肿。检查：血压 200/120mmHg，非蛋白氮（NPN）180mg/dL。

描写：肾明显缩小，质地变硬，表现不平呈细颗粒状。切面皮质变薄，纹理不清。

诊断：＿＿＿＿＿＿＿＿＿＿＿＿＿＿＿＿＿＿＿＿

3. Chronic pyelonephritis（彩图 8-3）

描写：_____

诊断：_____

想一想：肾标本中的瘢痕是如何形成的？它与慢性肾炎的瘢痕有什么不同？为什么？

_____

4. Papillary carcinoma of the bladder（彩图 8-4）

描写：肿瘤已和膀胱壁分离，多数呈乳头状，色灰红或灰白。

诊断：_____

切片标本观察 ➡➤➤

1. Acute glomerulonephritis（彩图 8-5）

观察要点：

① 肾小球是否增大，细胞是否增多。

② 仔细用高倍镜检查肾小球内有无中性粒细胞浸润。

③ 肾小管（主要找近曲小管）上皮是否有水肿的形态改变。

描写：_____

诊断：_____

2. Chronic glomerulonephritis（彩图 8-6）

观察要点：

① 肾小球是否缩小及大量纤维化（玻璃样变）。

② 肾小管是否大量萎缩。

③ 有无代偿性肥大的肾单位。

④ 扩大的肾小管内有无蛋白管型。

⑤ 细小血管有无改变。

描写：_____

诊断：_____

3. Rapidly progressive glomerulonephritis（彩图 8-7）

描写：肾小球体积增大、充血，肾小球囊壁层上皮细胞增生，新月体或环状体形成。肾近曲小管上皮细胞肿胀，内有红色颗粒，管腔内有透明管型。

诊断：_____

4. Chronic pyelonephritis（彩图 8-8）

观察要点：

① 肾盂黏膜上皮及黏膜下结缔组织增生。

② 肾组织内有大片瘢痕形成，其间肾单位消失，大量中性粒细胞浸润。

③ 未累及的肾小球及肾小管有的纤维化，有的代偿性肥大，管腔内有蛋白管型。

诊断：_____

思考题 —≫

1. 肾性水肿和心源性水肿形成过程有什么不同？造成这些区别的原因是什么？

2. 慢性肾小球肾炎后期，肾小球数目大量减少，但尿量反见增加，为什么？

3. 慢性肾小球肾炎是急性肾小球肾炎转化而来，这种说法对吗？为什么？

4. 从病因、病理变化、症状及尿液改变等方面来列表比较肾小球肾炎和肾盂肾炎的不同点。

5. 慢性肾小球肾炎引起的固缩肾最容易与什么疾病引起的固缩肾混淆？哪些疾病可引起固缩肾？如何区别？

実験九 ▶▶

女性生殖系统及内分泌系统疾病

重点要求 —≫

1. 乳腺癌、子宫颈癌、滋养细胞肿瘤的病理特点。
2. 弥漫性毒性甲状腺肿、弥漫性非毒性甲状腺肿、甲状腺腺瘤的病理特点。

大体标本观察 —≫

1. Leiomyoma of the uterus（彩图 9-1）

描写：子宫肌壁间见一灰白色肿块，大小 9.5cm×8.5cm×8.0cm，质韧，切面呈灰白编织状。

诊断：_____

2. Carcinoma of the cervix（彩图 9-2）

描写：子宫增大，宫颈肿瘤浸润性生长，并沿宫颈管及宫腔内膜向四周蔓延。浸润生长之处呈破絮状坏死，伴有局灶性出血（镜检证实为鳞癌）。

诊断：_____

3. Hydatidiform mole（彩图 9-3）

病史摘要：患者，女，28 岁，已婚。停经 3 个月，腹部增大。检查：无胎心音，B 超未发现胚胎。

描写：少量宫腔刮出物，形如葡萄，大者黄豆大，小者米粒大，半透明。

诊断：_____

4. Invasive mole（彩图 9-4）

描写：子宫明显增大，在子宫底部深肌层处有大小为 2.5cm×2.5cm 的绒毛状组织浸润，破坏肌层，伴出血。

诊断：_____

5. Choriocarcinoma of the uterus（彩图 9-5）

描写：子宫高度增大，子宫腔内有淡黄色团块状物，质松脆，有出血、坏死。肿块与子宫壁相连并浸润子宫肌层。

诊断：_____

6. Mucinous cystadenoma of the ovary（彩图 9-6）

描写：肿瘤包膜完整，表面光滑，切面有多个囊腔形成，囊壁较薄，厚薄不一，腔内充满棕色黏液。

诊断：_____

7. Carcinoma of the breast（彩图 9-7）

描写：_____

（描写提示：乳房已切开，观察肿瘤的大小、外形，有无浸润，相应皮肤及乳头状况）

诊断：_____

8. Hyperthyroidism（彩图 9-8）

病史摘要：患者，女，24 岁。近 2 年来食欲亢进，易发怒、出汗、手抖，逐渐消瘦，颈部略显增大。

描写：甲状腺较正常略大，切面呈紫红色（新鲜时），结构致密似肌肉（因胶质减少）（如手术前用碘治疗，则滤泡胶质较多，切面棕黄）。

诊断：_____

9. Nodular colloid goiter（彩图 9-9）

描写：甲状腺肿大，切面有三个结节，结节内有大量棕色胶质形成。

诊断：_____

10. Adenoma of the thyroid（彩图 9-10）

描写：肿瘤呈圆球状，境界清楚，切面见肿瘤由滤泡构成，内有棕色胶质，中央部分有出血、坏死。

诊断：_____

11. Carcinoma of the thyroid（彩图 9-11）

描写：椭圆形球状物，鹅蛋大，境界清楚，切面见大小不同的灰白色病灶，大者 4.0cm×3.0cm，有坏死及囊性变。

诊断：_____

切片标本观察 ─❯❯

1. Endometrial hyperplasia（彩图 9-12）

观察要点：

① 子宫内膜腺体上皮增生，呈柱状，密集分布，有的扩张。

② 间质细胞呈梭形，增生密集。

诊断：_____

2. Hydatidiform mole（彩图 9-13）

观察要点：

① 绒毛水肿、增大，形成水泡。

② 绒毛内无血管。

③ 不同程度滋养层细胞增生。

诊断：_____

3. Invasive hydatidiform mole（彩图 9-14）

描写：_____

诊断：恶性葡萄胎

4. Choriocarcinoma（彩图 9-15）

观察要点：

① 肿瘤由两种异型的滋养层细胞构成，呈浸润性生长。

② 出血坏死明显。

③ 不见绒毛。

诊断：_____

5. Carcinoma of the breast（彩图 9-16）

描写：肿瘤细胞形成团块状、条索状，有异型性，呈浸润性生长。

诊断：_____

6. Hyperthyroidism（彩图 9-17）

描写：甲状腺滤泡上皮增生，呈高柱状，部分呈乳头状突向滤泡腔。胶质稀少。间质血管丰富。

诊断：_____

思考题 ─❯❯

1. 从病理角度，在检查乳房肿块时，应该注意哪些方面？如何区别良恶性？

2. 乳腺癌和宫颈癌的浸润、转移规律如何？

3. 葡萄胎、恶性葡萄胎、绒毛膜癌三者之间有什么关系。它们的病理特点如何？

4. 弥漫性非毒性甲状腺肿与弥漫性毒性甲状腺肿在发病机制、病理变化、预防上有哪些不同？

5. 甲状腺肿瘤的良恶性有什么区别？

6. 患者，女，3个月前诊断为"葡萄胎"，近日出现咳嗽、咯血。胸透发现两肺有弥漫性点片状阴影，可能是什么？应进一步做何检查？

7. 临床上做诊断性刮宫时，刮出大量半透明水泡样组织，根据刮出物，能否鉴别是良性葡萄胎或是恶性葡萄胎？为什么？

8. 癌的转移一般以淋巴为主，但在你学过的癌中，有的是以血行转移为主，它们是什么癌？

实验十 ▶▶

传染病与寄生虫病

重点要求 ─≫

1. 流行性脑脊髓膜炎（流脑）、流行性乙型脑炎（乙脑）、伤寒、菌痢、阿米巴病及血吸虫病的病变特征，它们与有关临床表现的关系。

2. 结核病的基本病变及肺结核的类型和病变特点。

大体标本观察 ─≫

1. Typhoid fever（彩图 10-1）

描写：回肠一段，回肠末端集合淋巴结增生肿大，标本中突出肠黏膜的即是三个增生肿胀的集合淋巴结，并且表面已坏死，脱落形成溃疡，病灶呈椭圆形，边缘稍隆起，长轴与肠轴平行。

诊断：_____

2. Amoebiasis of the colon（彩图 10-2）

描写：结肠一段，长 25cm，黏膜可见多发性小溃疡，散在分布，溃疡边缘不整，口小，溃疡之间的黏膜正常。

诊断：_____

3. Amoebiasis of the liver（彩图 10-3）

病史摘要：患者，男，18 岁，慢性腹泻。右下腹隐痛 3 年。近 2 个月右上腹痛，时有畏寒、发热，逐渐消瘦。查体见体形消瘦，肝肋下 4cm，压痛及叩击痛明显，右下腹轻度压痛。

描写：肝切面，于右叶顶部见一 2.0cm×1.5cm 的坏死区，与周围肝组织境界不清，坏死物呈破絮状。肝其他部位也可见散在坏死病灶。

诊断：_____

想一想：该病变发展下去局部会产生什么后果？

4. Epidemic cerebrospinal meningitis（彩图 10-4）

病史摘要：患儿，男，12 个月。高热、哭闹、呕吐 1 天，抽搐、双目发呆 1 小时来院。

查体：体温 41.5℃。昏睡，前囟隆起，颈项强直，全身皮肤可见散在出血点。血常规检查：白细胞 21.8×10^9/L，中性粒细胞 98%，淋巴细胞 2%。入院经抢救无效，于 4 小时后死亡。

描写：_____

诊断：_____

5. Primary pulmonary TB（彩图 10-5）

描写：肺下叶上部近胸膜处见一黄豆大的灰白病灶，肺门淋巴结肿大，大小如绿豆或豌豆，切面可见干酪样坏死。

诊断：_____

6. Acute miliary TB of the colon（彩图 10-6）

描写：肠系膜、肠浆膜表面可见大量弥漫、均匀分布、粟粒状灰白色病灶。

诊断：_____

7. Infiltrative pulmonary TB（彩图 10-7）

描写：左肺肺尖可见一黄豆大淡黄色病灶，境界尚清，病灶无纤维化，周围无纤维包绕。

诊断：_____

8. Chronic cavernous TB of the lung（彩图 10-8）

描写：肺切面，肺尖及上部可见多个干酪样坏死病灶，病灶周围纤维组织增生。病灶下方见一不规则形裂隙状空洞，壁较薄。

诊断：_____

9. Chronic fibro-cavernous of the pulmonary TB（彩图 10-9）

描写：肺组织内可见一 $2.0\text{cm} \times 1.5\text{cm}$ 空洞，境界清楚，洞壁厚约 0.4cm，洞内有干酪样坏死。余肺未见异常病变。

诊断：_____

10. TB of the kidney（彩图 10-10）

描写：_____

诊断：_____

11. Schistosomiasis of the liver（彩图 10-11）

病史摘要：患者，男，63 岁，年幼时慢性腹泻，有时有脓血便。近 3 年来乏力，食欲差。近半月来腹胀不断加剧。

描写：肝体积增大，表面不平，有大小不等的隆起与沟纹，切面见汇管区结缔组织增生，并呈树枝状伸出，互相连接，把肝组织分割成许多大小不等的区域。

诊断：_____

12. Schistosomiasis of the colon（彩图 10-12）

病史摘要：与上例为同一患者。

描写：结肠黏膜上皮局限性增生，形成许多绿豆及芝麻大小突出于黏膜的带蒂肿物。黏膜面可见细小的溃疡形成。

诊断：_____

13. Splenomegaly of schistosomiasis（彩图 10-13）

描写：脾大，大小为 23.0cm×15.0cm×14.0cm，质地坚韧，包膜增厚。切面呈暗红色，偶见陈旧出血灶和纤维组织增生。

诊断：_____

14. Epidemic hemorrhagic fever（彩图 10-14）

描写：右心房内膜下见大片出血。

诊断：_____

切片标本观察 —》》

1. Tuberculosis（彩图 10-15）

描写：肺组织纤维化，其中有干酪样坏死，坏死周围可见朗汉斯巨细胞和上皮样细胞，形成结节状。

诊断：_____

想一想：为什么结核结节又叫结核性肉芽肿？

_____

2. Egg nodule of acute schistosomiasis（彩图 10-16）

描写：汇管区见多处坏死，有嗜酸性粒细胞浸润，色红，坏死中央可见新鲜的血吸虫虫卵。

诊断：_____

3. Typhoid fever（彩图 10-17）

描写：回肠淋巴组织内有大量单核巨噬细胞增生，偶见吞噬核碎屑，此即伤寒细胞，该细胞聚集形成伤寒小结（伤寒肉芽肿）。

诊断：_____

4. Amobiasis of the colon（彩图 10-18）

描写：肠黏膜见溃疡形成，溃疡底部和边缘为残留坏死组织，炎症反应轻微，仅见少量淋巴细胞和浆细胞浸润，在正常与坏死组织交界处可见散在阿米巴滋养体，阿米巴滋养体较巨噬细胞略大，略呈圆形，核较小而圆，胞浆含有空泡并常吞噬有红细胞。

诊断：_____

5. Epidemic cerebrospinal meningitis（彩图 10-19）

描写：蛛网膜下腔增宽，其内有大量中性粒细胞渗出，并混有纤维蛋白及少量淋巴细胞，脑实质有充血、水肿改变。

诊断：_____

6. Epidemic encephalitis B（彩图 10-20）

观察要点：

① 脑灰质（近白质）有多个筛状坏死病灶，其中神经细胞消失，尚留少许纤维。

② 神经细胞变性。

③ 血管充血，周围淋巴细胞浸润。

④ 局灶见胶质细胞增生。

诊断：_____

思考题 →»

1. 结核病的基本病变中，什么病变有特征性？

2. 原发性肺结核与继发性肺结核有什么不同？继发性肺结核主要有哪些类型？

3. 为什么说伤寒临床表现的严重程度与病理变化轻重之间不一致？

4. 伤寒、急性菌痢、肠阿米巴病及肠结核的肠道溃疡在形态上各有什么特征？

5. 肠伤寒、菌痢、阿米巴痢疾及肠结核中，哪些易发生肠道狭窄？哪些易发生肠穿孔？为什么？

6. 门脉性肝硬化与血吸虫性肝硬化在形态上有何异同？根据血吸虫病最后引起肝纤维化的病理结果，简述血吸虫性肝硬化比门脉性肝硬化引起的门脉高压更严重的原因。

7. 阿米巴性肝脓肿是脓肿吗？试比较阿米巴性肝脓肿与细菌性肝脓肿的异同。

8. 某患者因患伤寒住院治疗，入院 2 周后体温开始下降，精神好转，自觉饥饿。此时作为医生，应注意什么问题？为什么？

9. 试从病因、病理变化、症状和脑脊液变化等方面比较流脑和乙脑的异同。

10. 患者腹痛腹泻、黏液血便 2～3 天，试从病因、病变及大便检查等方面分析，患者可能患哪些疾病？

11. 在所学的传染病及寄生虫病中，哪些疾病可形成肉芽肿？各种肉芽肿的名称和组织结构有何不同？

第二部分

病理生理学实验

病理生理学实验的基础知识

　　病理生理学（Pathophysiology）是一门联系基础医学和临床医学的重要桥梁学科。其理论课程主要介绍了在致病因素作用下机体的功能、代谢：①发生何种改变（即临床症状及体征）；②为何发生改变（即临床症状及体征出现的机制）；③这些改变的规律性及与疾病的关系；④预防和处理这些改变的机制（即疾病防治措施的原理）。病理生理学同时也是一门实验性较强的学科。其实验方法有两种，即临床研究和动物实验研究。临床研究的结果虽能直接应用于患者，但有很大的局限性，所以，病理生理学主要采取动物实验研究方法，在动物身上复制各种疾病或病理过程，作为人类相应疾病的模型。实验者可控制或改变实验条件，以研究疾病的病因、发病环节、发病机制等，还可用于疾病的实验性预防、治疗及新型药物和治疗手段的开发研究等。

一、实验目的、要求和方法

（一）实验目的
　　病理生理学实验课的主要目的是：①通过教学实验指导学生初步掌握人类疾病动物模型复制的基本方法；②通过典型临床病例的课堂讨论，培养学生分析病例的能力，为培养临床思维和临床决策打下基础；③通过实验操作，帮助学生锻炼操作技能，验证和复习理论知识；④通过实验与课堂讨论的具体环节，使学生初步具有进行医学研究与临床思维所必备的"严肃的科学态度、严密的科学方法和严谨的科学作风"等。

（二）实验课要求
　　（1）实验前，认真复习实验有关理论及预习实验指导，了解实验的大致情况；专心听取指导教师对实验内容的讲解，熟悉实验的具体方法及操作规程；领取并检查实验器材和药品是否齐全；小组成员应有分工，但同时应注意合作，使每人都能得到应有的技能训练。

（2）实验时，应确立严谨、实事求是的科学态度，正规和准确的技能操作，耐心、细致地观察实验中出现的每个现象，而且要准确、及时、客观地记录；整个实验过程都不得敷衍、马虎和主观臆测；必须伴随整个实验过程进行科学思维，力求了解每个步骤和每个现象的意义；尽量减少对实验动物的不必要损伤；爱护实验器材，使用药品应注意节约。

（3）实验后，认真整理和分析实验结果；仪器和药品用完后要清点，并放回原处；清洗物品，每个实验组应保持桌面清洁，课后打扫整理好实验室；按时完成实验报告，交老师评阅。

（三）实验方法

用实验动物进行病理生理学实验的方法，主要有急性动物实验和慢性动物实验。

1. 急性动物实验

在实验动物全麻或局麻的条件下，人为地制造各种疾病或病理变化过程。

由于本方法可在较短的时间内获得需要的实验结果，而且针对性较强，便于观察、研究某些病理过程的发生、发展及转归，因此是病理生理学教学实验中常用的方法。但是，急性动物实验常因动物处于全身麻醉状态，神经系统的功能发生变化，再者由于实验中手术创伤、失血等损害的影响，使复制的疾病动物模型与自然病例不可能完全一致。因此，急性动物实验中要尽量减少或避免那些不利的影响。这样就要求麻醉剂选择要合适，麻醉深浅要适度；手术要精巧、迅速，尽量少损伤组织，少出血，手术时间要短；而且在动物的准备性手术与实验观察之间应有适当的时间间隔，间隔的长短依实验需要和动物种类而定，一般着重考虑手术创伤给动物的影响大小和动物从这个创伤中恢复过来的速度。

2. 慢性动物实验

在无菌条件下，给动物施行一定的外科手术（例如安置瘘管、切除脏器、移植组织或器官等），待机体状态恢复至可以进行实验观察时，再对动物进行实验和观察；或者把一定的物理性、化学性、生物性等致病因素作用于动物，在不麻醉的条件下复制成各种动物疾病模型，详细研究和观察疾病的发生发展规律。

慢性动物实验最大的优点是保持了实验动物机体的完整性及与外界环境的统一性。动物处于比较接近自然的生活状态，复制的动物疾病模型较接近自然病例，这样所观察到的实验结果比较符合客观实际，也较正确可靠。但需要较长时间的饲养和观察，实验设备和技术要求高，加之实验条件的恒定控制亦不易掌握，因此，作为教学实验有其一定的局限性。

总之，病理生理学实验必须注意设计的严密性，方法的精确性，条件控制的严格性，观察的客观性，材料取舍的严肃性，结果的可重复性等问题。

（四）实验报告书写的项目和内容

（1）实验目的

（2）实验日期

（3）实验方法提要

（4）实验结果　根据实验目的将原始记录系统化、条理化，其表达方式有：①叙述式，用文字将观察到的与实验目的有关的现象客观地加以描述，描述时需要有时间概念与顺序；②表格式，能够较为清楚地反映观察内容，有利于相互对比，每一图表应说明一定的中心问题，图表由学生自己设计，表内的项目及计量单位应填明，注意用"三线表"；③曲线式，实验中描记的血压、呼吸等曲线应写于实验报告中，书写时需根据原始的描记图，取其明显变化的有关各段连接而成。

（5）结果讨论和结论　由于实验指导中的每一个实验，都经过反复试做，结果可靠。同学所做实验次数虽少，若与这结果基本一致，即可作为分析的依据。讨论要包括：①运用所学理论，讨论和解释实验结果，论证实验目的；②实验结果提示了哪些新问题，如果出现"异常现象"，应加以分析。

二、基本知识、基本技能和基本操作

（一）实验动物的选择

病理生理学实验的常用动物有：家兔、大白鼠、小白鼠、豚鼠、犬、猫和蛙等。一般要根据实验的性质来选择适当的实验动物，例如做失血性休克实验，一般可选择犬或家兔，而做渗透压改变引起的水肿实验则常用蟾蜍。再如，在放射病研究中，常选用犬、猴、大白鼠和小白鼠，而不用猫、兔，特别是不要选家兔，因家兔在照射时容易发生放射性休克而死亡。此外，还应该考虑实验动物的来源是否容易获得、是否经济以及饲养管理是否方便等。急性实验时，除了特殊要求以外，通常选用健康成年动物即可。而用于慢性实验的动物，则应做严格选择。既要考虑动物的健康状况，又要根据不同的实验目的，对动物的年龄、性别和体形等加以挑选。

健康的哺乳类动物表现为皮毛光泽、两眼明亮、鼻端湿而凉、眼角和鼻部无分泌物、喜活动、反应灵活，健康的蛙或蟾蜍表现为皮肤湿润、后肢蹲坐、前肢撑地、头和躯干挺起等。

（二）实验动物的捉拿和固定

进行动物实验时，首先要限制动物的活动，使其保持安静状态，以便进行固定、操作和正确记录动物反应情况。固定动物的方法依实验内容和动物种类而定。捉拿、固定动物前，必须对各种动物的一般习性有所了解。在捕捉及固定实验动物时既要小心仔细、不能粗暴，又要大胆敏捷，确实达到抓住、固定动物的要求。

动物的捉拿和固定是进行动物实验的基本操作之一，实验者应当娴熟掌握。下面介绍几种常用实验动物的捉拿和固定方法。

1. 家兔的捉拿和固定

家兔习性温顺、喜欢安静、胆小，惊恐或发怒状态时发出尖叫声，除脚爪锐利应避免被其抓伤外，较易捕捉。学生捉拿家兔时常常是抓提兔耳，拖拉四肢或捉拿腰背部，这些方法都是错误的，容易造成家兔过分挣扎而不易固定。正确的捉拿方法应该是用右手抓住其项背部皮肤，轻提动物，再以左手托住其臀部，使家兔的体重落在左手掌心。

家兔的固定，依不同的实验需要，常用兔台固定。

兔台固定：在需要观察血压、呼吸和进行颈、胸、腹部手术时，应将家兔以仰卧位固定于兔手术台上。固定方法是，先以四条1cm宽的布带做成活的圈套，分别套在家兔的四肢腕或关节上方，抽紧布条的长头，将家兔仰卧位放在兔台上，再将头部用兔头固定器固定，然后将两前肢放平直，把两前肢的系带从背部交叉穿过，使对侧的布带压住本侧的前肢，将四肢分别系在兔台的木桩上。现在有些兔台安装有四肢固定夹，将四个夹子按家兔大小，调节至适当位置，直接夹住家兔腕、关节上方即可。

2. 犬的捉拿和固定

犬性情凶恶，会咬人，因此进行实验时第一个步骤就是绑住犬嘴。驯服的犬绑嘴时可从侧面靠近轻轻抚摸其项背部皮毛，然后迅速用布带缚住其嘴。方法是用布带迅速兜住犬的下颌，绕到上颌打一个结，再绕回下颌打第二个结，然后将布带引至头后颈项部打第三个结，并多系一个活结（以备麻醉后解脱）。注意捆绑松紧度要合适。倘若此举不成，应用犬头钳夹住其颈部，将犬按倒在地，再绑其嘴。如实验需要静脉麻醉时，可先使动物麻醉后再移去犬头钳，解去绑嘴带，把动物放在实验台上，先固定头部，再固定四肢。

3. 大白鼠的捉拿和固定

大白鼠的牙齿很尖锐，受惊时容易咬人，因此，不要突然袭击式地去抓它，以防被其咬伤。从鼠笼内捉拿时右手最好戴手套，轻轻抓住其尾巴后提起，置于实验台上，以左手拇指和食指、中指抓住两耳后项背部皮肤，将鼠固定在左手掌中，右手进行操作。也可伸开左手虎口，敏捷地从背部插向腋下，使食指位于左前肢前，拇指、中指位于左前肢之后，一把抓住，右手进行操作，如进行尾静脉取血或注射等。当操作时间较长，可将其固定在大白鼠固定板上，其方法为：将大白鼠仰卧，用一根结实的细棉绳，将绳结套并挂在大白鼠的两上门齿上，然后将绳拉紧绑在固定板一端的铁钉上，四肢固定与家兔相同。

4. 小白鼠的捉拿和固定

小白鼠较大白鼠温和，虽也要提防被其咬伤手指，但不需戴手套捕捉。可先用右手抓住鼠尾提起，置于鼠笼或实验台上，用左手拇指和食指抓住小鼠两耳后颈背部皮肤，将鼠体置于左手心中，拉直后肢，以无名指及小指按住鼠尾部即可。有经验者可直接用左手小指钩起鼠尾，迅速以拇指和食指、中指捏住其耳后项背部皮肤亦可。如操作时间较长，也可固定于小白鼠固定板上。

5. 豚鼠的捉拿和固定

豚鼠性情温顺、胆小，不咬人也不抓人，捉拿时用手掌扣住豚鼠背部，抓住其肩胛上方，将手张开，用手指握住颈部，或握住身体的四周，再拿起来。怀孕或体重较大的豚鼠，应以另一手托其臀部。豚鼠的固定方法基本同大白鼠。

6. 蛙类的捉拿和固定

捉拿蟾蜍时不要挤压两侧耳部突起的毒腺，以免毒液射到实验者眼睛中。捉拿时宜用左手将动物背部贴紧手掌固定，把后肢拉直，以中指、无名指、小指压住其左腹侧和后肢，拇指和食指分别压住左、右前肢，右手进行操作。实验如需长时间观察，可破坏其脑脊髓（观察神经系统反应时不应破坏脑脊髓）或麻醉后用大头针固定在蛙板上。依实验需要采取俯卧位或仰卧位固定。

（三）动物给药途径和方法

病理生理学实验中，常要把药物投入到动物体内以观察其对机体功能、代谢和形态的影响。动物的给药途径和方法多种多样，现将常用的注射给药方法简介如下。

1. 皮下注射

注射时左手拇指和食指提起皮肤，将连有 5 号针头的注射器刺入皮下。

2. 皮内注射

皮内注射时需将注射的局部备皮，消毒后，用左手拇指和食指按住皮肤并使之绷紧，用注射器连 4 号针头，在两指之间将针头先刺入皮内，然后使针头向上挑起并再稍刺入，即可注射药液，此时可见皮肤表面鼓起一白色小皮丘。

3. 肌内注射

肌内注射应选肌肉发达的部位，一般多选臀部。注射时一次迅速刺入肌肉，回抽针栓如无回血，即可进行注射。

4. 腹腔注射

用大白鼠、小白鼠做实验时，以左手抓住动物，使腹部向上，右手将注射针头于左（或右）下腹部刺入皮肤，并以 45°角穿过腹肌，固定针头，缓缓注入药液。为避免伤及内脏，可使动物处于头低位，使内脏移向上腹。若实验动物为家兔，进针部位为下腹部的腹白线旁开 1cm 处。

5. 静脉注射

（1）兔　一般采用耳外缘静脉注射。兔耳中央为动脉，内外缘为静脉。先拔去注射部位的被毛，用手指弹动或轻柔兔耳，使静脉充盈，左手食指和中指夹住静脉的近端，拇指绷紧静脉的远端，无名指及小指垫在下面，右手持注射器连 6 号针头尽量从静脉的远端刺入，移动拇指于针头上以固定针头，放开食指和中指，将药液注入，然后拔出针头，用手压迫针眼片刻。

（2）小白鼠和大白鼠　一般采用尾静脉注射，鼠尾静脉有三根，左右两侧及背侧各一根，左右两侧尾静脉比较容易固定，背侧一根位置容易移动。操作时先将动物固定在鼠筒内或扣在烧杯中，使尾巴露出，尾部用 45～50℃ 的温水浸润半分钟或用酒精擦拭使血管扩张，并可使表皮角质软化。以左手拇指和食指捏住鼠尾两侧，使静脉充盈，用中指从下面托起尾巴，以无名指和小指夹住尾巴的末梢，右手持注射器连 4 号细针头，使针头与静脉平行（小于 30°）从尾下 1/4 处（距尾尖2～3cm）处进针，此处皮薄易于刺入，先缓注少量药液，如无阻力，表示针头已进入静脉，可继续注入。注射完毕后把尾部向注射侧弯曲以止血。如需反复注射，应尽可能从末端开始，以后向尾根部方向移动注射。

（3）犬　犬静脉注射多选前肢内侧皮下头静脉或后肢小隐静脉注射。注射前由助手将动物侧卧，剪去注射部位的被毛，用胶皮带扎紧（或用手抓紧）静脉近心端，使血管充盈，从静脉的远心端将注射针头平行刺入血管，待有回血后，松开绑带（或两手），缓缓注入药液。

（4）蛙或蟾蜍　将蛙或蟾蜍脑脊髓破坏后，仰卧固定于蛙板上，沿腹中线稍左剪开腹肌，可见到腹静脉贴着腹壁肌肉下行，将注射针头沿血管平行方向刺入即可。

6. 淋巴囊注射

蛙和蟾蜍的皮下有数个淋巴囊，注射药物甚易吸收，其中以胸淋巴囊常作给药途径。方法是以左手握住动物，右手持注射器连 4 号针头，将针头刺入口腔，使穿过下颌肌层入胸淋巴囊内注入药液。一次最大注射量为 1mL。

（四）实验动物的麻醉

病理生理学教学实验时，在不影响实验结果的条件下，常将实验动物麻醉，使其处于安静状态，防止发生休克，保证实验顺利进行。

麻醉的深浅度可以实验动物的呼吸速率、深度，有无角膜反射，四肢和腹壁肌肉的紧张程度，以及皮肤对夹捏的反应等进行判断。适合于进行实验或手术的麻醉状态应该是：呼吸深而平稳，角膜反射消失，肌肉松弛，皮肤对夹捏无反应。

动物麻醉的关键在于正确选择麻醉剂和麻醉方法（根据实验的目的和所用动物种类有所不同）。目前，在医学动物实验中常用的麻醉剂大致分为三类，即挥发性麻醉剂、非挥发性麻醉剂和中药麻醉剂。常用的麻醉方法，根据实验目的和所选动物，一般分为吸入、注入（静脉、皮下、肌内、腹腔等）、口服、灌胃、灌注直肠和针刺麻醉等方法。根据麻醉药作用的神经部位不同，可分为全身麻醉和局部麻醉。

1. 全身麻醉

全身麻醉药作用于中枢神经系统。分注射麻醉和吸入麻醉两种，其中以注射麻醉应用较多。

注射麻醉：注射麻醉常以巴比妥类药物为主，如戊巴比妥钠、异戊巴比妥钠、硫喷妥钠等，此外通常用乌拉坦和氯醛糖。

注射麻醉多采用静脉注射和腹腔注射给药。腹腔注射麻醉，操作简便易行，但作用发生慢，兴奋过程明显，麻醉深度不易控制，有时可能将药物误注入肠腔或膀胱。静脉注射麻醉作用发生快，几乎立即生效。进行静脉注入麻醉时，开始应缓慢注入麻醉药总量的 3/4，如此时动物瞳孔缩小到原有的 1/4，肌肉松弛，呼吸减慢，角膜反射迟钝，这表明注入的麻醉药量已经足够，必须停止注入。如麻醉深度还未达到要求，则停 1min 后，以每 20s 一次的间隔，逐次少量注入，直至注完药液的总量。如麻醉深度还不够，可在 5min 后再补加注射少量药液，达麻醉深度满意为止。在实验过程中如动物苏醒，需要继续麻醉时，可再次静脉缓慢注入原剂量的 1/4～1/2，以维持麻醉。

吸入麻醉：用狗做实验时，往往由于动物性劣、凶猛而难以捉拿，或在有些实验过程中，动物无须做注射麻醉的情况，可用乙醚做吸入麻醉（即将乙醚滴于口罩上或用乙醚棉球放在玻璃罩内，让实验动物吸入乙醚蒸汽）。在有必要的情况下，可给已经乙醚麻醉而较为安静的实验动物再做静脉或腹腔注射非挥发性麻醉药物使动物达到理想的麻醉深度。

2. 局部麻醉

局部麻醉（简称局麻）是指以较低浓度的局麻药阻断神经传导功能，使机体的特定部位产生暂时性可逆性感觉丧失，以便于进行手术。局部麻醉的方法常用于浅表的局部小手术。

局麻时，常用盐酸普鲁卡因溶液，在手术部位做皮下浸润麻醉。皮下注射量一般不超过 10mL/kg。注射局麻药时，把针头插入皮下，回抽针筒芯无回血时即可推注麻醉药液，应边注射边将针头向外退出，使麻醉药液均匀浸润皮下，直至切口部位全部浸润为止。

3. 常用麻醉药

乙醚：乙醚是一种挥发性麻醉药，有特殊气味，易燃，使用时必须远离火焰，随时注意盖紧瓶塞。本药适用于时间较短的手术过程或实验，一般在吸入药后 15～20min 开始发挥麻醉作用。乙醚的麻醉量和致死量差距较大，因此安全性较高。加之用此药麻醉后恢复也较快，所以是最常用的麻醉药之一。但由于本药在麻醉初期常引起实验动物呈现强烈的兴奋现象，对呼吸道黏膜又有较强的刺激作用，因此应用乙醚之前常需做基础麻醉以防止乙醚的不良反应。

戊巴比妥钠：为白色结晶性颗粒或白色粉末，易溶于水，加热分解较快。本药主要用于小动物的全身麻醉，一次给药的麻醉有效时间可延续 3～5h。由于该药对实验动物循环和呼吸系统无明显抑制作用，配制好的溶液可作为常用麻醉剂。一般配成1%～3%生理盐水溶液做静脉或腹腔注射。配制好的溶液可在常温下保存1～2个月。

乌拉坦（氨基甲酸乙酯）：为无色或白色结晶性粉末，易溶于水。此药是一种比较温和的麻醉药，毒性小，使用较安全。可用于各种实验动物，给小动物麻醉则更为合适。该药无明显的麻醉诱导期，动物常在注药后立即进入麻醉期。但经乌拉坦麻醉的实验动物，在实验过程中要注意保温。使用时常配成20%～25%水溶液。

硫喷妥钠：为淡黄色粉末，其水溶液不稳定，一般现用现配。溶液在室温中只可保存24小时，在0～4℃中可放置7天，如溶液呈深黄色、浑浊，则已失效，不能再使用。该药主要做静脉注入，行全身麻醉，其麻醉作用快，但维持麻醉效果只有0.5～1小时，故在较长时间的实验过程中，需注意适当地追加注入给药以维持一定的麻醉深度。此外，硫喷妥钠对动物呼吸功能有一定的抑制作用。

4. 常用麻醉剂的用法及剂量（表1-1）

表1-1　常用麻醉剂的用法及剂量

药名	适用动物	给药途径	剂量/(mg/kg)	备注
乌拉坦 (20%～25%)	猫、兔 鼠 鸟类 蛙类	静脉 腹腔 腹腔 肌内 皮下淋巴	1000 1000 1000 1250 2000	对器官功能影响较小，药品易溶于水，麻醉维持时间为2～4小时
巴比妥钠 (5%)	狗 兔 鼠、猫	静脉 静脉 腹腔	255 255～300 200	维持4～6小时，诱导期长，深度不易掌握
水合氯醛 (10%)	狗、猫 兔	静脉 静脉	80～100 50～75	溶解度较小，用前常加热，但不宜加热过度，以免影响药效

5. 使用麻醉剂的注意事项

看清麻醉剂的名称、性质、浓度及使用剂量和途径，严防错用及过量。

使用吸入麻醉剂（如乙醚）时，要随时注意动物的呼吸、心率及角膜反射，以防麻醉过度。

静脉注入麻醉剂时，一定要缓慢注入，并随时注意动物的呼吸、心率、角膜反射及四肢肌肉是否松弛，如已达到麻醉要求，即应停止注射。切忌只顾按量注入而不观察动物的具体情况。

皮下浸润麻醉要注意确实将麻醉剂注入皮下结缔组织间，防止注入血管内。

如果麻醉深度不够时，必须经过一段时间后（如戊巴比妥钠至少相隔5min）才能补充给药。一般情况下，补加剂量一次不得超过原剂量的1/5。

麻醉过深，出现呼吸不规则或停止，应及时进行人工呼吸和心脏按压。同时静脉注入50%葡萄糖溶液40～60mL（内加1∶1000肾上腺素0.02mg及咖啡因1mL/kg

体重）进行抢救。

冬季气候寒冷，麻醉剂在注射前应加热至动物体温水平。经全身麻醉后的动物，要注意保温，以防体温过低而影响实验结果。

（五）实验动物的采血方法

在病理生理学研究中，常需采取实验动物的血液，以供进行生理、生化指标的检验及分析之用，故必须掌握正确的采血技术。

常用实验动物的最大安全采血量与最小致死采血量见表 1-2。一次采血过多或连续多次采血都可影响动物健康，造成贫血导致死亡，须予注意。

表 1-2　实验动物的采血量

动物种类	最大安全采血量/mL	最小致死采血量/mL
小白鼠	0.1	0.3
大白鼠	1	2
豚鼠	5	10
家兔	10	40
狗	50	300
猴	15	60

1. 小白鼠和大白鼠的采血法

（1）（割）尾采血　当所需血量很少时采用本法。固定动物并露出鼠尾，将尾部在 45℃的温水中浸泡 2～3min（或以酒精棉球涂擦），使尾部血管扩张。将鼠尾擦干，用锐器切去尾尖 0.3～0.5cm，让血液滴入盛器或直接以血红蛋白吸管吸取。

（2）眼底球后静脉丛采血　当需用中等量的血液，而又需避免动物死亡时采用本法。用左手捉鼠，拇指及中指抓住头颈部皮肤，食指按于眼后，使眼球轻度突出，眼底球后静脉丛淤血。右手持配有 7 号针头（磨钝）的 1mL 注射器，沿内眼眶后壁向喉头方向刺入。刺入深度小鼠 2～3mm，大鼠 4～5mm。当感到有阻力时再稍后退，边退边抽。得到所需的血量后，拔出针头。若手法恰当，20～25g 的小白鼠可采血 0.2～0.3mL，200～300g 的大白鼠可采血 0.5～1mL。

（3）头采血　当需用较大量的血液，而又不需继续保存动物生命时采用本法。左手以拇指和食指捉持动物的头颈部，使起头略向下倾，右手持剪刀猛力剪断鼠颈，让血液滴入盛器。小白鼠可采血 0.8～1.0mL，大白鼠可采血 5～8mL。

2. 家兔的采血法

（1）静脉采血　将家兔放在固定箱内，剪去拟采血耳缘上的毛，用电灯照射加热或用酒精棉球涂搽耳缘，使耳部血管扩张。用粗针头刺破耳缘静脉或以刀片在血管上切一小口，让血液自然流出，滴入已放有抗凝剂的盛器中。采血完毕，用干棉球压住出血口，以待止血。如一时不易止血，可用木夹夹耳缘 10～20min。

（2）心脏穿刺采血　将家兔背位固定，在左胸第 2 至第 4 肋间剪毛一块，用碘酒和酒精消毒。然后用配有 7 号针头的 10mL 注射器，在心跳最明显处做穿刺。针头刺入心脏后即有血液涌入注射器；或边穿刺边抽，直至血液流入注射器。取得所需血量后，迅速将针头拔出，这样心肌上的穿孔较易闭合。

（3）股动脉采血　亦需将家兔背位固定。采血者左手拉直动物后肢，右手持注射器，以血管搏动为指标，将针头刺入股动脉。若已刺入动脉，即有鲜红色血液流入注射器。抽血完毕，迅速拔出针头，用干棉球压迫止血 2～3min。

3. 豚鼠的采血法

（1）耳缘切割采血　以酒精棉球涂搽耳缘，使血管充血。以刀片割破耳缘血管，让血液自然流出。此法可采血 0.3mL 左右。

（2）心脏穿刺采血　方法基本上同家兔。因豚鼠身体较小，一般不必将动物固定在解剖台上，由助手握住前后肢即可。

4. 犬的采血法

（1）后肢外侧小隐静脉采血　犬的后肢小隐静脉所在部位在前述的静脉注射给药法中有描述。剪毛及用碘酒和酒精消毒后，助手压迫静脉上端使之充血，采血者持配有 7 号或 8 号针头的注射器，刺入血管，即有血液流入注射器。抽得所需血量后拔出针头，以干棉球压迫止血。

（2）前肢背侧皮下静脉采血　血管所在位置在前述的静脉注射给药法中有描述，采血方法基本上同后肢小隐静脉采血法。

（3）耳缘静脉采血　当作血常规检验或其他需小量血液时，亦可在犬的耳缘静脉采血。剪毛后先将犬的耳缘加热，或以酒精棉球涂搽耳缘，然后以刀片割开已扩张的血管，使血液滴入盛器。采血完毕，以干棉球压迫切割口止血。

实验一 ▶▶

非挥发性酸过多进入兔体后血气酸碱度和呼吸运动变化及纠正

一、目的

通过探索建立酸碱紊乱的动物模型和纠正酸碱紊乱的方法，学习医学科学研究的基本方法。

二、原理

细胞外液或血液的酸碱度取决于细胞外液或血液的 H^+ 浓度，H^+ 的负对数即为 pH 值。由 Enderson-Hasselbalch 公式可得：

$$pH = pKa + \log[HCO_3^-]/[H_2CO_3] = pKa + \log[HCO_3^-]/a \times PaCO_2$$

其中，pKa 为碳酸介离常数的负对数，37℃为 6.1；a 为 CO_2 的溶解系数，37℃为 0.03。

该方程式表明了三个变量之间的关系。在三个变量中，只要知道任意两个，就可根据方程式算出第三个数值，血气分析仪就是根据该原理制造的。它能直接测得的就是 pH 和 $PaCO_2$ 两个数据，把这两个数值带入上述公式，即解算出 $[HCO_3^-]$，目前大多数血气分析仪都已把运算程序编入机内，因此只要按按钮，比如 AB、SB、BB、BE、$PaCO_2$ 等都能显示。

借用血气分析仪可以探索如何建立酸碱紊乱的动物模型，以及探索纠正酸碱紊乱的方法。

三、材料

家兔、兔手术台、哺乳类动物手术器械一套（包括手术刀、粗剪、组织剪、眼科剪、止血钳）、动脉夹、气管插管、镊子、玻璃分针、注射器、普鲁卡因、肝素、12％磷酸二氢钠、5％碳酸氢钠、压力换能器、血气分析仪、记录仪器。

四、方法和步骤

1. 实验方法

计算机模拟实验法。

2. 实验步骤

（1）局部麻醉　用1％普鲁卡因在家兔颈部皮下做浸润麻醉。

（2）家兔的固定　待兔麻醉后，将其仰卧，先后固定兔头及四肢。先用四根粗棉绳一端分别做好结扣，并缚扎于四肢踝关节的上部，两后肢左右分开，将棉绳的另一端分别结缚在兔手术台两侧的木钩上即可。缚扎左右前肢的两根棉绳则先从兔背后交叉穿过，压住对侧前肢小腿，然后再分别缚扎在兔手术台两侧的木钩上。四肢固定后，再固定头部。将兔颈部放在兔头夹的半圆形铁圈上，再把嘴伸入兔头夹的可调铁圈内，最后将兔头夹的铁柄固定在兔手术台上。

（3）颈部手术　先剪去颈前部兔毛，正中切开皮肤5～7cm，用止血钳钝性纵向分离软组织及颈部肌肉，暴露气管。分离时，避免损伤血管以防出血，如出血应及时用棉球止血。

（4）动脉采血　颈部手术完成后，用止血钳把覆盖在气管上方的皮肤和肌肉向外侧拉开，即可在气管两侧见到与气管平行的左右血管神经鞘，用玻璃分针分别分离出左右两侧的颈总动脉，在血管下穿线，将颈总动脉近心端用线结扎，颈总动脉近心端用动脉夹夹住以阻断血流，将采血注射器向心脏方向刺入动脉，除去动脉夹，可见血液从动脉内冲入注射器内，采血0.5mL后，用动脉夹夹住颈总动脉近心端。

（5）定标血气分析仪　将动脉中采得的血液推入血气分析仪进行测定。

（6）按照兔子体重5mL/kg注入12％磷酸二氢钠溶液，观察呼吸频率等量的变化，从颈动脉采血，推入血气分析仪进行测定。

（7）按照测得的BE差值注入一定量的5％碳酸氢钠溶液，观察呼吸频率的变化，从颈动脉采血，推入血气分析仪进行测定。

五、结果

（1）将实验结果曲线剪贴在报告本上，每一实验组必须有一份。

（2）记录不同状态下的 pH、$PaCO_2$、PaO_2、［HCO_3^-］、BE、呼吸频率（Hz）和幅度（cmH_2O）。

六、思考题

论述各项处理前后的通气量和血气参数的变化机制。

七、注意点

（1）室温低时打开手术台下电灯给动物保温，防止麻醉后体温下降。
（2）颈部手术：动作干净、轻柔；血管、神经暴露清楚；手术避免出血过多。

实验二 ▶▶

中枢神经系统功能和低温对缺氧的影响及几种常见的缺氧动物模型的复制与鉴别

一、目的

缺氧是多种疾病共有的病理过程。许多原因都能使机体发生缺氧。不同类型的缺氧，机体的代偿适应性反应和症状表现有所不同。本实验学习复制乏氧性缺氧和血液性缺氧的动物模型方法，观察缺氧过程中呼吸的反应及血液色泽和全身一般情况的变化，并了解温度和中枢神经系统功能状态对缺氧耐受的影响。了解对照实验和控制实验条件重要性；初步掌握计量资料的常用统计指标的应用。

二、材料

小白鼠；100mL、500mL 广口瓶和测耗氧装置；1mL、2mL、10mL 注射器；50g/L（5g/dL）亚硝酸钠溶液、2.5g/L（0.25g/dL）氯丙嗪溶液（新鲜配制）、生理盐水；CO 气体（甲酸加浓硫酸制取）；冰浴、钠石灰、弹簧夹、剪刀、镊子。

三、方法和步骤

（一）中枢神经系统功能状态和温度对动物耐受缺氧的影响

用氯丙嗪和冰浴处理使动物中枢神经系统功能处于抑制状态，代谢率降低，为实验组；用生理盐水，室温下处理为对照组。按以下操作步骤进行。

（1）取性别相同、体重相近的小白鼠 2 只，并准确称取体重。按随机分配的原则，将其中 1 只鼠作为实验组，另一只作为对照组。向实验组鼠腹腔内注射 2.5g/L（0.25g/dL）氯丙嗪（按 0.1mL/10g 体重），安放在冰浴的纱布上 10～15min，使呼吸频率降为 70~80 次/分；向对照组鼠腹腔注射生理盐水（按 0.1mL/10g 体重），放置室温 10~15min。

（2）将 2 只鼠分别放入 100mL 的广口瓶内，按附录连接测耗氧装置。

（3）待鼠死亡后，记录存活时间，按附录用测耗氧装置测定总耗氧量。根据总耗氧量 A（mL），存活时间 T（min），鼠体重 W（g）三项指标，求出总耗氧率 R [mL/(g·min)]。

$$公式：R[mL/(g·min)] = A(mL) \div W(g) \div T(min)$$

（4）数据统计处理。在老师指导下，收集各组各项指标的原始数据，列表并进行统计处理：求出各项指标的均数（$\bar{x}$）及标准差（S），并对实验组和对照组的存活时间（T）和总耗氧率（R）的均数差异做显著性测验（t 测验）（参见统计分析简介）。

（二）不同原因造成不同的缺氧类型

1. 密闭瓶中呼吸

（1）取小鼠一只，数正常呼吸频率（次/10s），并注意深度。观察活动、一般情况及耳、尾、口唇的颜色。

（2）将鼠放入含钠石灰（约 5g）的 100mL 广口瓶内，待安静后塞紧瓶塞，开始记录时间，以每隔 5min 间隔数呼吸频率（次/10s）一次，并观察行为（如挣扎、痉挛等）和耳、尾、口唇的颜色变化，直至动物死亡，尸体留待打开腹腔观察。

2. 吸入 CO

（1）取小鼠一只，数正常呼吸频率（次/10s），并注意深度。观察活动、一般情况及耳、尾、口唇的颜色。

（2）将鼠放入 500mL 广口瓶内，塞紧瓶塞，用 10mL 针筒抽取 CO 气体 10mL，注入刚密闭的广口瓶内，形成 2% CO 之空间环境，开始记录时间，观察方法与指标同 1 之（2）项。

3. 输入亚硝酸盐

（1）取小鼠 1 只，数呼吸频率和观察皮肤黏膜色泽。向腹腔内注射 50g/L（5g/dL）亚硝酸钠 0.2mL。

（2）观察方法与指标同 1 之（2）项。

将以上 3 只死鼠的腹腔打开，取下小块肝组织置滤纸片上一起进行血液或肝脏颜色比较。

四、结果

记录各项实验结果的数据，原始数据列表，进行统计处理，主观指标用文字记录。分析和探讨各处理因素的作用及机制。

五、思考题

1. 密闭瓶内鼠，一氧化碳中毒鼠及亚硝酸钠中毒鼠各属何种类型缺氧？其发生机制有何不同？
2. 不同类型缺氧对呼吸和血液颜色的改变是否相同？为什么？
3. 低温和抑制中枢神经系统功能为何能增强对缺氧的耐受？
4. 为什么要在缺氧瓶内放入钠石灰？这对缺氧机制的分析有何意义？
5. 为什么不能只凭实验组和对照组的 T、R 均数差异来得出缺氧耐受改变的结论？应做何统计处理？

六、注意点

1. 缺氧瓶和测耗氧量装置必须完全密闭不漏气。
2. 小鼠腹腔注射部位应稍靠左下腹，勿损及肝脏。还应避免将药液注入肠腔或膀胱。
3. 实验组鼠应在氯丙嗪注射后稍平静时放在冰浴的纱布上，放留时间的长短，以呼吸频率降为 70～80 次/分为宜。随时观察鼠，以防溺水死亡。

附录　测定小白鼠总耗氧量的测耗氧装置

原理　小白鼠在密闭的缺氧瓶中，不断消耗氧气，而产生的 CO_2 又被钠石灰吸收，瓶内氧分压逐渐降低而产生负压，当缺氧瓶与测耗氧装置相连时，装置的移液管内液面因瓶内负压而上升，量筒内液面下降的毫升数即为消耗氧的总量。

方法与步骤

1. 向量筒内充水至刻度，然后将玻璃管接头与缺氧瓶塞上的一个橡皮管相连。
2. 待鼠死后从量筒上读出液面下降的毫升数，即为小白鼠的总耗氧量（A）。

实验三 ▶▶

家兔急性失血性休克中体液分布改变的代偿作用

一、目的

1. 了解家兔急性失血模型建立的方法。
2. 了解家兔急性失血期间及停止失血后其动脉血压的变化。
3. 了解家兔急性失血停止后其血红蛋白（Hb）浓度的变化。
4. 掌握家兔急性失血停止后其动脉血压、血红蛋白浓度的变化机制。

二、原理

机体对一定量的急性失血有代偿能力。急性失血使动脉血压下降，血容量减少，在失血的瞬时，通过压力感受性反射和容量感受性反射，阻力血管、容量血管收缩、心脏活动增强以维持动脉血压。在失血期间及失血停止后，动脉血压较低（50mmHg），毛细血管动脉端及静脉端的有效滤过压均小于零，组织液向血管内转移（自身输液），血容量增加，血压逐渐增高，血液被稀释，血红蛋白浓度降低。

三、材料

家兔、兔手术台、哺乳类动物手术器械一套（包括手术刀、粗剪、组织剪、眼科剪、止血钳）、动脉夹、动脉插管、血压换能器、水银检压计、双凹夹、铁支架、玻璃分针、注射器、小烧杯、干燥小试管、放血瓶、血红蛋白比色计全套、生理盐水、20%氨基甲酸乙酯溶液、肝素、生物信号采集处理系统。

四、方法和步骤

1. 实验方法

计算机模拟实验法。

2. 实验步骤

（1）局部麻醉　用 20% 氨基甲酸乙酯行耳缘静脉麻醉。

（2）家兔的固定　待家兔麻醉后，将其仰卧，先后固定兔头及四肢。先用四根粗棉绳一端分别做好结扣，并缚扎于四肢踝关节的上部，两后肢左右分开，将棉绳的另一端分别结缚在兔手术台两侧的木钩上即可。缚扎左右前肢的两根棉绳则先从兔背后交叉穿过，压住对侧前肢小腿，然后再分别缚扎在兔手术台两侧的木钩上。四肢固定后，再固定头部。将兔颈部放在兔头夹的半圆形铁圈上，再把嘴伸入兔头夹的可调铁圈内，最后将兔头夹的铁柄固定在兔手术台上。

（3）颈部手术　先剪去颈前部兔毛，正中切开皮肤 5～7cm，用止血钳钝性纵向分离软组织及颈部肌肉，暴露气管。分离时，避免损伤血管以防出血，如出血应及时用棉球止血。暴露颈部气管、颈总动脉、颈静脉。分离左侧颈总动脉和两侧颈静脉，各穿一线备用。

（4）给动物静脉注射肝素，剂量为 1000U/kg。等 1min 后再进行下一步骤，以使肝素在体内血液中混合均匀。

（5）左颈总动脉插动脉套管　颈总动脉远心端结扎，近心端用动脉夹夹住，并在动脉下面预先穿一丝线备用。用眼科剪在靠近结扎处动脉壁剪一 V 形切口，将动脉套管向心方向插入颈总动脉内，扎紧固定。

（6）股动脉插管　先剪去腹股沟处兔毛，沿腹股沟正中切开皮肤 5～7cm，用止血钳钝性纵向分离软组织，可见腹三角内股静脉位于内侧，股动脉位于中间，股神经位于外侧，用玻璃分针分离股动脉，在股动脉下穿两根线，一根在远心端结扎动脉，近心端用动脉夹夹住，用眼科剪在靠近结扎处动脉壁剪一 V 字形切口，将动脉插管向心方向插入动脉内，扎紧固定。作放血用。

（7）观察项目

① 从颈静脉内取血 0.5mL 测定 Hb 浓度（方法见附录）。

② 观察正常血压波动曲线。除去动脉夹，可见血液由动脉冲入动脉插管，启动仪器记录按钮记录血压。打开放血装置上的螺旋夹，使动脉血放入放血瓶，调节放血瓶高度使血压维持在 6.67kPa（50mmHg）左右，持续失血 3min 后关紧螺旋夹，终止失血。连续观察放血过程中血压动态变化，于失血停止后 10min、20min、30min 分别从颈静脉采血 0.5mL，测定 Hb 浓度。

五、结果

（1）将实验结果曲线剪贴在报告本上，每一实验组必须有一份。

（2）将失血停止后即刻、10min、20min、30min 时的平均动脉压和 Hb 浓度绘成点线图，并进行分析。

六、思考题

1. 测定动脉血压的方法有哪些？各有什么优缺点？
2. 用传感器记录血压应注意哪些事项？
3. 家兔正常血压曲线常有一级波、二级波，甚至三级波，其形成机制如何？
4. 为什么要持续 3min，这对失血代偿的机制分析上有何意义？
5. 失血停止后，动脉血压和血红蛋白浓度各发生什么变化？这些变化说明了什么？
6. 机体急性失血期间及失血停止后，机体通过哪些途径进行代偿？
7. 本实验，在家兔进行动脉放血时，动脉血压为什么呈持续缓慢下降？

七、注意点

1. 室温低时打开手术台下电灯给动物保温，防止麻醉后体温下降。
2. 颈部、股部手术：动作干净、轻柔；血管、神经暴露清楚；动脉插管前，远心端必须结扎，近心端用动脉夹夹闭；手术避免出血过多。

附录　血红蛋白测定法（沙利氏）

在血红蛋白测定管内，用滴管滴入 0.1mol/L 盐酸至刻度 2 处（约 5 滴）。用血红蛋白吸血管吸血液 0.02mL，用干棉球擦净吸血管外的血液，迅速浸入测定管的盐酸溶液内，将血液徐徐吹入盐酸液之底层，并利用上层盐酸将吸血管洗涤 2～3 次，然后摇匀使血液与盐酸混合，显现均匀之褐色，待 10min 后，用滴管徐徐滴加蒸馏水，边滴加边振荡，稀释至其色泽深浅与血红蛋白计的标准管色泽相同为止。从测定管刻度读出每 100mL 血液内所含的血红蛋白量。吸血管依次用蒸馏水、酒精、乙醚各洗 3 次，干后供下次测用。

病理生理学实验报告

实验题目：非挥发性酸过多进入兔体后血气酸碱度和呼吸运动变化及纠正

1. 实验目的：
2. 实验日期：
3. 实验方法提要：
4. 实验结果（表 1）

表 1 非挥发性酸过多进入兔体后血气酸碱度和呼吸运动的变化

项目	pH	$PaCO_2$	PaO_2	$[HCO_3^-]$	BE	呼吸频率/Hz	呼吸幅度/cmH_2O
正常							
12% NaH_2PO_4							
5% $NaHCO_3$							

5. 结果讨论和结论：

实验题目：中枢神经系统功能和低温对缺氧的影响及
几种常见的缺氧动物模型的复制与鉴别

1. 实验目的：
2. 实验日期：
3. 实验方法提要：
4. 实验结果（表 1、表 2）

表 1 中枢神经系统功能和低温对低张性缺氧小鼠的影响

项目	总耗氧量/mL	体重/g	存活时间/min	总耗氧率/$[mL/(g \cdot min)]$
对照组				
氯丙嗪组				

表2 小鼠实验性缺氧类型及鉴别

项目	存活时间/min	呼吸频率(次/10s)								肝血颜色
		0min	5min	10min	15min	20min	25min	30min	35min	
密闭瓶内呼吸										
CO 吸入										
腹注 NaNO$_2$										

5. 结果讨论和结论：

实验题目：家兔急性失血性休克中体液分布改变的代偿作用

1. 实验目的：
2. 实验日期：
3. 实验方法提要：
4. 实验结果（表1）

表1 家兔急性失血后血红蛋白和血压的变化

项目	失血时间			
	0min	10min	20min	30min
血红蛋白/(g/L)				
血压/(mmHg)				

根据表中数据绘制血压、血红蛋白与时间的关系曲线。

5. 结果讨论和结论：

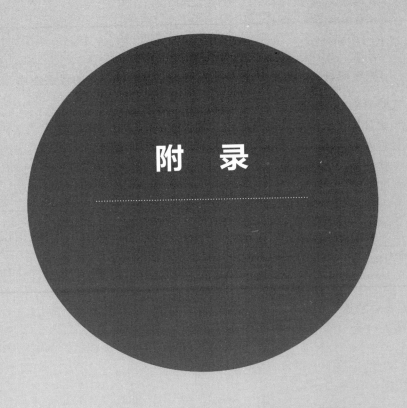

附　录

附录1 ▶▶

病理学常用英语词汇

acidophilic body	嗜酸小体
acute inflammation	急性炎症
acute viral hepatitis	急性病毒性肝炎
adenocarcinoma	腺癌
adenoma	腺瘤
air embolism	空气栓塞
alteration	变质
alveolar carcinoma	肺泡上皮癌
amyloid degeneration	淀粉样变性
anaplasia	间变
anemic infarct	贫血性梗死
anterior poliomyelitis	脊髓前角灰质炎
apoptosis	凋亡
appendicitis	阑尾炎
atherosclerosis	动脉粥样硬化
atrophic gastritis	萎缩性胃炎
atrophy	萎缩
atypia	异型性
autopsy	尸体解剖
bacillary dysentery	细菌性痢疾
bacterial endocarditis	细菌性心内膜炎
bacterial pneumonia	细菌性肺炎
biopsy	活组织检查
bridging necrosis	桥接坏死
bronchial asthma	支气管哮喘
bronchiectasis	支气管扩张
bronchopneumonia	支气管肺炎
Burkitt lymphoma	Burkitt 淋巴瘤
cachexia	恶病质，恶液质

carcinoid	类癌
carcinoma	癌
cardiomyopathy	心肌病
caseous necrosis	干酪样坏死
caseous pneumonia	干酪性肺结核
cavity	空洞
diffuse glomerulonephritis	弥漫性肾小球肾炎
dry gangrene	干性坏疽
duodenal ulcer	十二指肠溃疡
edema	水肿
embolism	栓塞
embolus	栓子
emphysema	肺气肿
epidemic meningitis	流行性脑膜炎
fat embolism	脂肪栓塞
fatty degeneration	脂肪变性
fibrinoid necrosis	纤维素样坏死
fibroadenoma	纤维腺瘤
fibroma	纤维瘤
fibrosarcoma	纤维肉瘤
gangrene	坏疽
gas gangrene	气性坏疽
gastritis	胃炎
granular atrophic kidney	颗粒性固缩肾
granulation tissue	肉芽组织
heart failure	心力衰竭
hemorrhagic infarct	出血性梗死
hemosiderin	含铁血黄素
hyaline degeneration	玻璃样变性
hyaline membrane	透明膜
hydropic degeneration	水性肿胀（水样变性）
hyperplasia	增生
hypertension	高血压
hypertrophy	肥大
infarct	梗死
inflammation	炎症
inflammatory polyp	炎性息肉
leiomyoma	平滑肌瘤
leiomyosarcoma	平滑肌肉瘤

leukemoid reaction	类白血病反应
lipoma	脂肪瘤
liposarcoma	脂肪肉瘤
liquefactive necrosis	液化性坏死
lobar pneumonia	大叶性肺炎
lobular pneumonia	小叶性肺炎
lymphoma	淋巴瘤
malignant tumor	恶性肿瘤
melanin	黑色素
melanoma	黑色素瘤
metaplasia	化生
metastasis	转移
mixed tumor	混合瘤
moist gangrene	湿性坏疽
myocardial infarction	心肌梗死
myoma	肌瘤
myxoma	黏液瘤
necrosis	坏死
nephritic syndrome	肾病综合征
oncogene	癌基因,原癌基因
organization	机化
osteosarcoma	骨肉瘤
papilloma	乳头状瘤
peptic ulcer	消化性溃疡
piecemeal necrosis	碎片状坏死
primary complex	原发综合征
pulmonary abscess	肺脓肿
pulmonary emphysema	肺气肿
pulmonary tuberculosis	肺结核
regeneration	再生
rheumatism	风湿症
sarcoma	肉瘤
sclerosis	硬化
serous cystadenoma	浆液性囊腺瘤
squamous cell carcinoma	鳞状上皮癌
teratoma	畸胎瘤
thromboembolism	血栓栓塞
thrombosis	血栓形成
thrombus	血栓

附录2 ▶▶

病理生理学中英文对照常用基本词汇

α_1-antichymotrypsin	α_1-抗糜蛋白
α_1-antitrypsin	α_1-抗胰蛋白
α-amino-3-hydroxy-5-methyl-4-isoxa-zolep-propionate,AMPA	α-氨基-3-羟基-5-甲基-4-异恶唑-丙酸
α-ketoglutarate	α-酮戊二酸盐
β_2-microglobulin	β_2-微球蛋白
γ-aminobutyric acid,GABA	γ-氨基丁酸
1-hydroxylase	1-羟化酶
1α,25-dihydroxyvitamin D_3,1α,25-$[OH]_2D_3$	1α,25-二羟基维生素 D_3
1,2-diacylglycerol,DAG	甘油二酯
1,4,5-inositol triphosphate,IP_3	三磷酸肌醇
acetylcholine,Ach	乙酰胆碱
acidosis	酸中毒
acromegaly	肢端肥大症
action potential duration,APD	动作电位时程
activated protein C resistance,APCR	APC 抵抗
acute phase proteins	急性期蛋白
acute renal failure,ARF	急性肾衰竭
acute respiratory distress syndrome,ARDS	急性呼吸窘迫综合征
acute tubular necrosis,ATN	急性肾小管坏死
adenylate cyclase,AC	腺苷酸环化酶
adenine nucleotide	腺嘌呤核苷酸
adhesion molecule	黏附分子
adrenocortical insufficiency	肾上腺皮质功能不全
advanced glycosylation end product,AGE	晚期糖基化终末产物
agnosia	失认

airway closure	气道闭合
albuminuria	蛋白尿
aldosterone	醛固酮
aliphatic amines	脂肪胺
alkalosis	碱中毒
allergical purpura	过敏性紫癜
Alzheimer's disease, AD	阿尔茨海默病
melanocyte stimulating hormone, -MSH	黑色素细胞刺激素
ammonia	氨
ammonia intoxication	氨中毒
ammonium, NH_4^+	铵
amyloid precursor protein, APP	淀粉样前体蛋白
amyloidosis	淀粉性变性病
anaphylactic shock	过敏性休克
anasarca	全身性水肿
anatomic shunt	解剖分流
anemia	贫血
angiotensin	血管紧张素
angiotensin II receptor antagonists, Ang II RA	血管紧张素 II 受体拮抗剂
angiotensin II, Ang II	血管紧张素 II
angiotensinase	血管紧张肽酶
angiotensin-converting enzyme inhibitors, ACEI	血管紧张素转换酶抑制剂
angiotensin-converting enzyme, ACE	血管紧张素转换酶
anion gap, AG	阴离子间隙
ankyrin	锚蛋白
anorexia	食欲减退
antidiuretic hormone, ADH	抗利尿激素
anti-inflammatory mediator	抗炎介质
antithrombin III, AT III	抗凝血酶III
anuria	无尿
aphasia	失语
apolipoprotein E, apoE	载脂蛋白 E
apoptosis	凋亡
apoptosis protease-activating factor	凋亡激活因子
apoptosis-inducing factor, AIF	凋亡诱导因子
apraxia	失用

aquaporins, AQPs	水通道蛋白
arachidonic acid, AA	花生四烯酸
arginine vasopressin, AVP	精氨酸加压素
aromatic amino acids	芳香族氨基酸
arrhythmias	心律失常
arteriosclerosis	动脉硬化
ascending reticular activating system, ARAS	上行激动系统
ascending reticular inhibiting system, ARIS	上行抑制系统
ascites	腹水
ataxia-telangiectasia mutated, ATM	共济失调性毛细血管扩张突变
ATP-sensitive K+channels, KATP	ATP 敏感的钾通道
atrial natriuretic peptide, ANP	心房利钠多肽
autocrine	自分泌
autoimmune disease	自身免疫性疾病
auto-transfusion	自我输血（液）
azotemia	氮质血症
basement membrane	基底膜
Bcl-2 family	Bcl-2 家族
behavioral temperature regulations	行为性体温调节
bicarbonate buffer system	碳酸氢盐缓冲系
bicarbonate reclamation	碳酸氢盐回收
bicarbonate regeneration	碳酸氢盐再生成
bioactive substances	生物活性物质
blood brain barrier, BBB	血脑屏障
blood urea nitrogen, BUN	血液尿素氮
body fluids	体液
bradykinin	缓激肽
brain stem reticular formation	脑干网状结构
brain-derived neurotrophic factor, BDNF	脑源性神经营养因子
branch chain amino acids	支链氨基酸
buffer system	缓冲系统
burn shock	烧伤性休克
butylene glycol	丁二醇
cachexia	恶病质
calcitonin, CT	降钙素
calcium overload	钙超载

calcium paradox	钙反常
carbamidine	胍
carbon dioxide anaesthenia	二氧化碳麻醉
carbon monoxide,CO	一氧化碳
carbonic anhydrase,CA	碳酸酐酶
carboxyhemoglobinemia	碳氧血红蛋白血症
cardiac dilatation	心室扩张
cardiac hypertrophy	心肌肥大
cardiac output	心排出量
cardiogenic shock	心源性休克
caspase	半胱氨酸天冬酶
cast	管型,脱落物
catalase	过氧化氢酶
catecholamines,Cas	儿茶酚胺
CDK inhibitors,CKIs	细胞周期素依赖性激酶抑制因子
cell apoptosis	细胞凋亡
cell cycle	细胞周期
cell differentiation	细胞分化
cell proliferation	细胞增殖
central venous pressure,CVP	中心静脉压
cerebral cortex	大脑皮层
ceruloplasmin	铜蓝蛋白
checkpoint	细胞周期检查点
cholecystokinin,CCK	胆囊收缩素
cholera	霍乱
choline acetyltransferase	胆碱乙酰转移酶
chronic alcoholism	慢性酒精中毒
chronic renal failure,CRF	慢性肾功能衰竭
ciliary neurotrophic factor,CNTF	睫状神经营养因子
circulatory hypoxia	循环性缺氧
clearance rate of endogenous creatinine	内生肌酐清除率
cognitive disorder	认知障碍
collecting ducts	集合管
colloid osmotic pressure	胶体渗透压
coma	昏迷

compensatory anti-inflammatory response syndrome,CARS	代偿性抗炎反应综合征
concentric hypertrophy	向心性肥大
confusion	意识错乱
conscious disorder	意识障碍
consciousness	意识
corticotrophin releasing hormone,CRH	促肾上腺皮质激素释放激素
C-reactive protein	C-反应蛋白
creatinine	肌氨酸酐
Creutzfeldt Jokob disease,CJD	海绵状脑病
crosstalk	交叉对话
crush syndrom	挤压综合征
cyanate	氰酸盐
cyclic adenosine monophosphate,cAMP	环磷酸腺苷
cyclin	细胞周期素
cyclin-dependent kinases,CDK	细胞周期素依赖性激酶
cyclooxygenases	环加氧酶
cylindruria	管型尿
cysteine-aspartic acid-proteases,caspase	半胱氨酸-天冬氨酸-蛋白酶
cytochrome C	细胞色素 C
cytoplasmic apoptosome	胞浆凋亡体
dead space like ventilation	死腔样通气
death receptor	死亡受体
death signal	死亡信号
delayed afterdepolarization	延迟后除极
delirium	谵妄
dementia	痴呆
desensitization	减敏
diabetes mellitus,DM	糖尿病
diabetic ketoacidosis	糖尿病酮症酸中毒
diabetic nephropathy	糖尿病肾病
diamine oxidase	二胺氧化酶
diarrhea	腹泻,痢疾
diastolic heart failure	舒张性心衰
differentiation-inducing drugs	分化诱导药物
diffusion disorder	弥散障碍

disseminated intravascular coagulation,DIC	弥散性血管内凝血
distal convoluted tubules	远曲小管
distress	劣性应激
distributive shock	分布性休克
disturbance in executive functioning	执行功能障碍
disulfide(disulphide),-SS-	二硫化合物,二硫键
DNA methylation	DNA 甲基化
dopamine	多巴胺
dopamine decarboxylase	多巴胺脱羧酶
dopaminergic neurons	多巴胺能神经元
dopamine-β-hydroxylase	多巴胺 β 羟化酶
down-regulate	下调
dyspnea	呼吸困难
eccentric hypertrophy	离心性肥大
ecchymosis	瘀斑
edema	水肿
electrolyte	电解质
emaciate	消瘦,憔悴
end-diastolic pressure	舒张末期压力
endocrine	内分泌
endogenous pyrogens	内生致热原
endonuclease	核酸内切酶
endothelial cell	内皮细胞
endothelin,ET	内皮素
endothelium derived vasoactive mediators	内皮源性血管活性介质
endotoxemia	内毒素血症
endotoxic shock	内毒素休克
endotoxin	内毒素
end-stage renal failure	肾衰末期
epidermal growth factor,EGF	表皮生长因子,上皮生长因子
equal pressure point	等压点
erythropoietin,EPO	促红细胞生成素
essential hypertension	原发性高血压
eustress	良性应激
excitatory neurotransmitter	兴奋性神经递质
excitatory toxicity	兴奋性毒性

excoriation	表皮脱落
exogenous pyrogens	外致热原
expiratory dyspnea	呼气性呼吸困难
extracellular fluid	细胞外液
extracellular matrix,ECM	细胞外基质
extracellular signal regulated kinase,ERK	细胞外信号调节激酶
false neurotransmitters	假性神经递质
familial hypokalemic periodic paralysis	家族性低钾性周期性麻痹
fever	发热
fibroblast growth factor,FGF	纤维母细胞生长因子
fibroblasts	纤维原细胞,成纤维细胞
fixed acid	固定酸
forward mode	正向转运
Frank-Starling mechanism	弗-斯机制
free radical	自由基
fulminant hepatic failure	爆发性肝衰竭
functional shunt	功能性分流
gamma-aminobutyric acid	γ-氨基丁酸
general adaptation syndrome,GAS	全身适应综合征
gigantism	巨人症
glia-derived neurotrophic factor,GDNF	胶质源性神经营养因子
glomerular filtration rate,GRF	肾小球滤过率
glomerular hyperfiltration hypothesis	肾小球过度滤过假说
glomerular ultrafiltration coefficient	肾小球超滤系数
glomerular-tubular imbalance	球管失平衡
glomerulonephritis	肾小球肾炎
glomerulosclerosis	肾小球硬化
glucagon	胰高血糖素
glucose autooxidation	葡萄糖自氧化
glucuronic acid	葡萄糖醛酸
glutamate	谷氨酸
glutaminase	谷氨酰胺酶
glutathione peroxidase	谷胱甘肽过氧化物酶
glycation	糖化
glycosylation	糖基化
gout	痛风

growth hormone,GH	生长激素
guanidine compound	胍类化合物
guanidinesuccinic acid	胍基琥珀酸
guanylin	鸟苷素
guanylyl cyclase,GC	鸟苷酸环化酶
[HCO_3^-]	碳酸氢盐浓度
heart failure	心力衰竭
Heat shock proteins,HSP	热休克蛋白
heat-shock factor,HSF	热休克因子
heavy metals	重金属
hematomas	血肿
hematuria	血尿
heme oxygenase,HO	血红素加氧酶
hemic hypoxia	血液性缺氧
hemochromatosis	血色素沉着病
hemorrhagic shock	失血性休克
Henderson-Hasselbalch equation	Henderson-Hasselbalch 公式
Henle's loop	亨利襻
hepatic encephalopathy,HE	肝性脑病
hepatic failure	肝衰竭
hepatic insufficiency	肝功能不全
hepatorenal syndrome,HRS	肝肾综合征
high altitude pulmonary edema	高原肺水肿
high output heart failure	高输出量性心力衰竭
histamine	组胺
histogenous hypoxia	组织性缺氧
homeostasis	稳态
Huntington disease	神经性舞蹈病
hydrogen peroxide	过氧化氢
hydrophobicity	疏水性
hydrops	积水
hydrostatic pressure	流体静压
hydroxyl radicals,OH^-	羟自由基
hydroxylations	羟基化作用
hyperaldosteronism	醛固酮过多症
hyperarousal	唤起、警觉过度

hypercalcemia	高钙血症
hypercapnia	高碳酸血症
hypercapnic respiratory failure	高碳酸血症性呼吸衰竭
hypercontracture	过度挛缩
hyperglycemia	高糖血症
hyperkalemia	高钾血症
hyperkalemic periodic paralysis	高钾性周期性麻痹
hyperlipidemia	高脂血症
hypermagnesemia	高镁血症
hypernatremia	高钠血症
hyperphosphatemia	高磷血症
hyperpolarization blocking	超级化阻滞
hypersensitivity	增敏
hypertensive nephrosclerosis	高血压性肾硬化
hyperthermia	过热
hypertonic dehydration	高渗性脱水
hypertrophy	肥大
hyperventilation	过度通气
hypocalcemia	低钙血症
hypoglycemia	低血糖症
hypokalemia	低钾血症
hypomagnesemia	低镁血症
hyponatremia	低钠血症
hypoperfusion	低灌注
hypophosphatemia	低磷血症
hyposthenuria	低渗尿
hypothalamus-pituitary-adrenal cortex （HPA）axis	下丘脑-垂体-肾上腺皮质轴
hypotonic dehydration	低渗性脱水
hypotonic hypoxemia	低张性低氧血症
hypotonic hypoxia	低张性缺氧
hypovolemic shock	低血容量性休克
hypoxemic respiratory failure	低氧血症性呼吸衰竭
hypoxia	缺氧
hypoxic cell damage	缺氧性细胞损伤
hypoxic encephalopathy	缺氧性脑病

hypoxic pulmonary vasoconstriction,HPV	缺氧性肺血管收缩
hysteria	癔症
IL-1 receptor antagonist,,IL-1Ra	IL-1 受体拮抗剂
inappetence	食欲减退
independent risk factors	独立风险因子
indoles	吲哚
infectious shock	感染性休克
inhibitor of apoptosis protein,IAP	凋亡抑制蛋白
inosine	次黄嘌呤核苷,肌苷
inspiratory dyspnea	吸气性呼吸困难
insulin growth factor,IGF	胰岛素生长因子
insulin like growth factor-1,IGF-1	胰岛素样生长因子-1
insulin receptor substrate 1/2,IRS-1/2	胰岛素受体底物 1/2
insulin-dependent diabetes	胰岛素依赖性糖尿病
intact nephron hypothesis	健存肾单位假说
intercellular adhesion molecule-1,ICAM-1	细胞间黏附分子-1
interferons,IFNs	干扰素
interleukin	白细胞介素
interleukin-1,IL-1	白介素-1
internal environment	内环境
interstitial fibrosis	间质纤维化
interstitial fluid	组织间液
intracellular fluid	细胞内液
intracrine	内在分泌
intraglomerular capillary pressure	肾小球毛细血管血压
intrarenal acute renal failure	肾性急性肾衰竭
intrusion	烦扰
ischemia injury	缺血性损伤
ischemia-reperfusion injury	缺血-再灌注损伤
ischemic hypoxia stage	缺血缺氧期
isohydric principle	等渗原则
isosthenuria	等渗尿
isotonic dehydration	等渗性脱水
isotonic hypoxemia	等张性低氧血症
Janus kinase,JAK	JAK 激酶
juxtaglomerular apparatus	近球小体,球旁器

juxtaglomerular cells	近球细胞,球旁器细胞
kallikrein kinin prostaglandin system,KKPGS	激肽释放酶-激肽-前列腺素系统
kininogen	激肽原
left heart failure	左心衰竭
lethargy	嗜睡
leukotrienes	白三烯
lipid peroxidation	脂质过氧化
lipochromes	脂色素
lipopolysaccharide,LPS	脂多糖
lipoxygenase	脂加氧酶
Locus ceruleus-norepinephrine neurons(LC-NE)-sympathetic/adrenal medulla axis	蓝斑-交感-肾上腺髓系统
low output heart failure	低输出量性心力衰竭
lupus erythematosus	红斑狼疮
lysophospholipids	溶血磷脂
lysosomic enzymes	溶酶体酶
macrophage-inflammatory protein-1,MIP-1	巨噬细胞炎症蛋白-1
macula densa	致密斑
maldistributive shock	分布异常性休克
malignant hypertension	恶性高血压
malondialdehyde	丙二醛
mechanical ventilation	机械通气
medullary thick ascending limb	髓袢升支粗段
memory	记忆
mesangial cell	肾小球系膜细胞
mesangium	系膜
metabolic acidosis	代谢性酸中毒
metabolic alkalosis	代谢性碱中毒
methemoglobulinemia	变性血红蛋白血症
methylguanidine	甲基胍
microangiopathic hemolytic anemia	微血管病性溶血性贫血
microcirculatory disturbances	微循环障碍
microtubule	微管
middle molecules	中分子
mineralocorticoid receptor,MCR	盐皮质激素受体

mitogen-activated protein kinase	丝裂原活化蛋白激酶
mixed acid-base disorders	混合性酸碱失衡
mixed antagonist response syndrome,MARS	混合性拮抗反应综合征
molecular chaperone	分子伴娘
monoamine neurotransmitter	单胺类神经递质
multiple organ dysfunction syndrome,MODS	多器官功能障碍综合征
multiple organ failure,MOF	多器官衰竭
myocardial depressant factor,MDF	心肌抑制因子
myocardial hypertrophy	心肌肥大
myocardial stunning	心肌顿抑
myofilament	肌丝
myoinositol	肌醇
Na^+/Ca^{2+} exchanger	钠钙交换蛋白
Na^+/H^+ exchanger	钠氢交换蛋白
natriuretic peptide	尿钠肽
nausea	恶心,晕船
necrosis	坏死
necrotic lesion	坏死性损伤
nephrotoxic lesion	肾毒性损伤
neurogenic shock	神经源性休克
neuroglia	胶质细胞
neuron	神经元
neuropeptide	神经肽
neurotensin	神经降压肽
neurotransmitter	神经递质
neutrophil	嗜中性粒细胞
nitric oxide synthase	一氧化氮合酶
nitric oxide,NO	一氧化氮
N-methyl-D-aspate	N-甲基-D-门冬氨酸
non-insulin-dependent-diabetes mellitus,NIDDM	非胰岛素依赖性糖尿病
nonoliguric ARF	非少尿型急性肾衰竭
nonvolatile acid	非挥发酸
non protein nitrogen,NPN	非蛋白氮
no-reflow phenomenon	无复流现象
norepinephrine	去甲肾上腺素
normocytic normochromic anemia	正常红细胞正常色素性贫血

nuclear factor κB,NF-κB	核因子 κB
obstructive shock	阻塞性休克
obstructive ventilatory disorder	阻塞性通气障碍
oliguria	少尿
organ failure stage	器官衰竭期
organum vasculosum laminae terminalis,OVLT	下丘脑终板血管区
orthopnea	端坐性呼吸困难
osteitis fibrosa	纤维性骨炎
osteomalacia	骨软化
osteoporosis	骨质疏松症
osteosclerosis	骨硬化
oxalic acid	草酸
oxidative stress	氧化应激
oxidized glutathione,GSSG	氧化谷胱甘肽
oxygen burst	氧爆发
oxygen capacity,CO_2 max	氧容量
oxygen consumption rate	耗氧率
oxygen content,CO_2	氧含量
oxygen free radical	氧自由基
oxygen intoxication	氧中毒
oxygen paradox	氧反常
oxygen saturation（SO_2）	氧饱和度
oxygen therapy	氧疗
$PaCO_2$	动脉血二氧化碳分压
paracrine	旁分泌
paradoxical aciduria	反常性酸性尿
paradoxical alkaline urine	反常性碱性尿
parathyroid hormone,PTH	甲状旁腺激素
Parkinson disease	帕金森病
partial pressure of oxygen（PO_2）	氧分压
perfusion	灌注
periarteritis	动脉周围炎
permeability	通透性
peroxidation	过氧化
peroxynitrite,$ONOO^-$	过氧亚硝酸盐
peroxynitrite anion,ONOO-	过氧亚硝酸阴离子

pH paradox	pH 反常
phosphatidylinositol 4,5-diphophate,PIP2	磷脂酰肌醇二磷酸
phosphatidylinositol system	磷脂酰肌醇系统
phosphoinositide 3-kinase,PI3K	磷脂酰肌醇 3-激酶
phospholipase	磷脂酶
phospholipase C,PLC	磷脂酶 C
phosphorylation	磷酸化
physiological temperature regulation	生理性体温调节
pitting edema	凹陷性水肿
plasminogen activator inhibitor,PAI	纤溶酶原激活物抑制物
platelet-activating factor,PAF	血小板活化因子
platelet-derived growth factor；PDGF	血小板源性生长因子
polyamines	多胺
polycystic kidney	多囊肾
polycythemia	红细胞增多症
polymorphonuclear leukocyte	多形核白细胞
polyuria	多尿
POMC	阿片黑皮质前体
portal hypertension	门静脉高压症
portal systemic encephalopathy,PSE	门脉系统脑病
postrenal acute renal failure	肾后性急性肾衰竭
post-traumatic stress disorder,PTSD	创伤后应激障碍
potassium deficit	缺钾
precipitating factor	诱因
preoptic area of the anterior hypothalamus,POAH	视前区前下丘脑
prerenal acute renal failure	肾前性急性肾衰竭
presenilin,PS	早老因子
pressure overload	压力负荷过度
primary aldosteronism,PA	原发性醛固酮增多症
prion protein,PrP	朊蛋白
programmed cell death	程序性细胞死亡
progressive renal disease	进行性肾疾患
proinflammatory cytokines	致炎细胞因子
proinflammatory mediators	促炎介质
prostaglandin	前列腺素

prostatic hypertrophy	前列腺肥大
protein buffer system	蛋白质缓冲系
protein C,PC	蛋白 C
protein kinase C,PKC	蛋白激酶 C
protein kinase G,PKG	蛋白激酶 G
protein kinase,PK	蛋白激酶
protein phosphatases	蛋白磷酸酯酶
protein S,PS	蛋白 S
protein tyrosine phosphatase	蛋白酪氨酸磷酸酶
proteinuria	蛋白尿
proximal convoluted tubules	近曲小管
pseudohypoparathyroidism,PHP	假性甲状旁腺功能减退症
P-substance	P 物质
psychosocial dwarf	心因性侏儒
psychosocial short stature	社会心理（心因性）矮小状态
pulmonary artery wedge pressure,PAWP	肺动脉楔入压
pulmonary edema	肺水肿
pulmonary encephalopathy	肺性脑病
pulmonary heart disease,cor pulmonale	肺源性心脏病
pyelonephritis	肾盂肾炎
pyrimidine derivatives	嘧啶衍生物
reactive oxygen species,ROS	活性氧
redox	氧化还原反应
reduced Glutathione,GSH	还原型谷胱甘肽
reductive equivalent	还原当量
renal anemia	肾性贫血
renal hypertension	肾性高血压
renal insufficiency	肾功能不全
renal osteodystrophy	肾性骨营养不良
renal poisons	肾毒物
renal rickets	肾性佝偻病
renal tuberculosis	肾结核
renal tubular acidosis	肾小管性酸中毒
renal tubular cells	肾小管细胞
renal ultrasound	肾超声
renin	肾素

renin-angiotensin-aldosterone system, RAAS	肾素-血管紧张素-醛固酮系统
reperfusion arrhythmia	再灌注性心律失常
reperfusion injury	再灌注损伤
resin	树脂
respiratory acidosis	呼吸性酸中毒
respiratory alkalosis	呼吸性碱中毒
respiratory burst	呼吸爆发
respiratory failure	呼吸衰竭
respiratory quotient	呼吸熵
restrictive ventilatory disorder	限制性肺通气障碍
reticulocyte	网状细胞
retinoblastoma	视网膜母细胞瘤
retinoid acid	维甲酸
retinol-binding protein	视黄醇结合蛋白
reverse mode	反向转运
rheumatoid arthritis	类风湿关节炎
ribonuclease	核糖核酸酶
right heart failure	右心衰竭
schistocyte	裂体细胞
schizophrenia	精神分裂症
second messengers	第二信使
seizures	癫痫发作
selectins	选择素
sepsis	败血症
septic shock	败血症休克
set point	调定点
shock	休克
signal molecules	信号分子
signal transducer and activator of transcription, STAT	信号转导和转录激活因子
signal transduction	信号转导
singlet oxygen, $^1O_2$	单态氧
soluble TNFα receptor, sTNFαR	可溶性 TNFα 受体
spectrin	血影蛋白
spontaneously hypertensive rat, SHR	自发性高血压大鼠
stagnant hypoxia stage	淤血缺氧期

stem cells	干细胞
steroid/thyroid/retinoid/orphan-receptor family	类固醇/甲状腺/类维生素 A/孤儿受体家族
stress	应激
stress ulcer	应激性溃疡
stressor	应激原
stupor	人事不省,麻痹
sulfhydryl (sulphydryl,hydrosulfide group),-SH-	巯基
superoxide anion,$O_2^- \cdot$	超氧阴离子
superoxide dismutase,SOD	超氧化物歧化酶
sympathetic coadreno-medullary system	交感神经-肾上腺髓质系统
syndrome of inappropriate ADH secretion, SIADH	ADH 异常分泌综合征
systemic inflammatory response syndrome,SIRS	全身炎症反应综合征
systemic lupus erythematosus	系统性红斑狼疮
systolic heart failure	收缩性心力衰竭
thalamus	丘脑
thrombin activatable fibrinolysis inhibitor,TAFI	凝血酶原激活的纤溶抑制物
thrombomodulin,TM	血栓调节蛋白
tissue factor pathway inhibitor,TFPI	组织因子途径抑制物
tissue factor,TF	组织因子
tissue-plasminogen activator,tPA	组织型纤溶酶原激活物
trade-off Hypothesis	矫枉失衡假说
transcellular fluid	跨细胞液
transforming growth factor-β,TGF-β	转化生长因子 β
transmembrane signal transduction	跨膜信号转导
triglyceride	甘油三酯
tubuloglomerular feedback,TGF	管球反馈
tubulorrhexic lesion	小管破裂性损伤
tumor	肿瘤
tumor necrosis factor,TNF	肿瘤坏死因子
Tumor necrosis factor α,TNFα	肿瘤坏死因子 α
tyrosine hydroxylase	酪氨酸羟化酶
tyrosine kinase	酪氨酸激酶
tyrosine protein kinase,TPK	酪氨酸蛋白激酶

ubiquitination	泛素化
ultrafiltrate	超滤液
up-regulation	上调
urea	尿素
uremia	尿毒症
uremia toxin	尿毒症毒素
uremic frost	尿素霜
urethral calculi	尿道结石
urethrophraxis	尿道梗阻
uric acid	尿酸
urokinase-plasminogen activator,uPA	尿激酶型纤溶酶原激活物
vasoactive intestinal peptide,VIP	血管活性肠肽
vasoactive peptide	血管活性肽
vasopeptidase inhibitor,VPI	血管肽酶抑制剂
vasopressin,VP	血管加压素
vegetative state	植物状态
ventilation and perfusion imbalance	通气-血流比例失调
ventilatory disorder	通气障碍
ventral septal area,VSA	腹中隔区
ventricular hypertrophy	心室肥大
vicious cycle	恶性循环
volatile acid	挥发酸
volume overload	容量负荷过度
water intoxication	水中毒
xanthine dehydrogenase,XD	黄嘌呤脱氢酶
xanthine oxidase,XO	黄嘌呤氧化酶

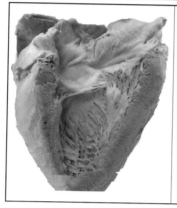

彩图 1-1
Myocardium hypertrophy

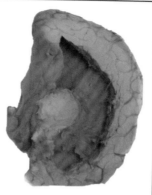

彩图 1-2
Atrophy of the brain

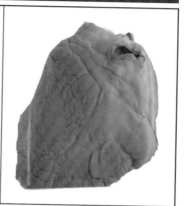

彩图 1-3
Atrophy of the heart

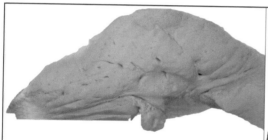

彩图 1-4
Cellular edema of the liver

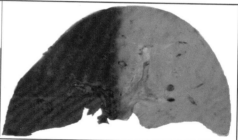

彩图 1-5
Fatty degeneration of the liver

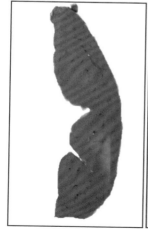

彩图 1-6
Hyaline degeneration
of the liver portal area

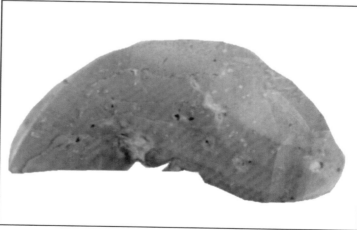

彩图 1-7
Liquefactive necrosis of the liver

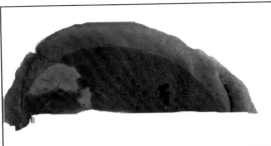

彩图 1-8
Coagulative necrosis of the spleen

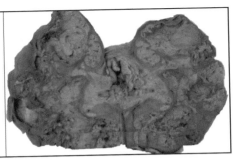

彩图 1-9
Caseous necrosis of the kidney

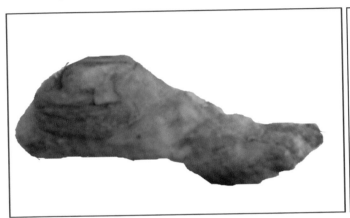

彩图 1-10
Moist gangrene of the foot

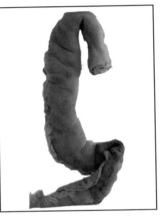

彩图 1-11
Intestinal moist gangrene

实验一　切片标本图示

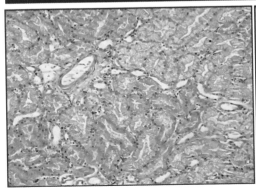

彩图 1-12
Cellular swelling of the kidney

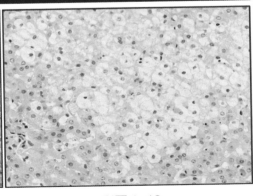

彩图 1-13
Ballooning degeneration of the hepatic cell

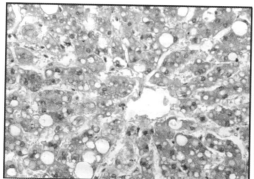

彩图 1-14
Fatty degeneration of the liver

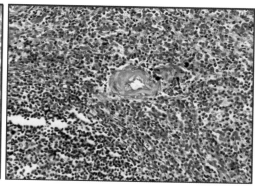

彩图 1-15
Hyaline degeneration of the arterial wall

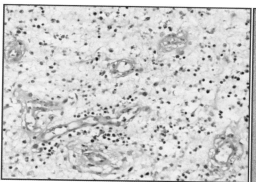

彩图 1-16
Granulation tissue

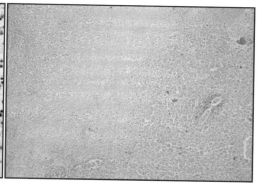

彩图 1-17
Coagulative necrosis of the spleen

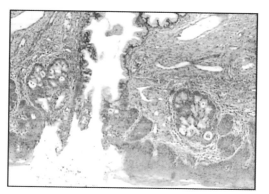

彩图 1-18
Cervical squamous cell metaplasia

实验二　大体标本图示

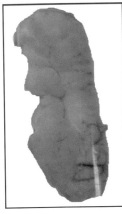

彩图 2-1
Hyperemia of
the appendiceal
serosa

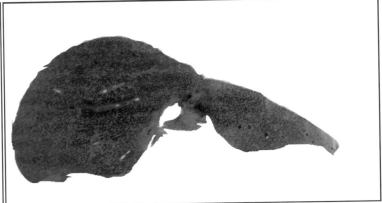

彩图 2-2
Chronic congestion of the liver

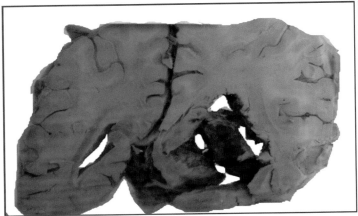

彩图 2-3
Cerebral hemorrhage of brain

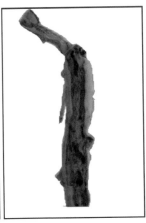

彩图 2-4
Thrombosis of the vein

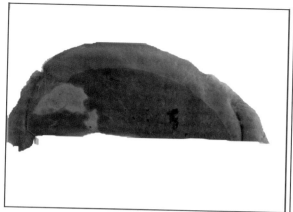

彩图 2-5
Infarct of the spleen

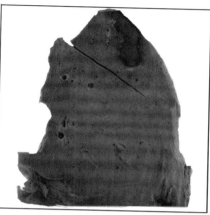

彩图 2-6
Hemorrhagic infarct of the lung

实验二　切片标本图示

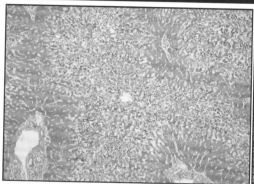

彩图 2-7
Chronic congestion of the liver

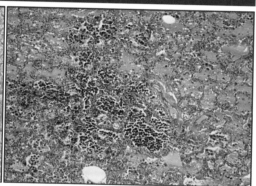

彩图 2-8
Chronic congestion of the lung

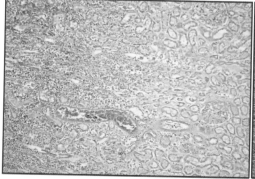

彩图 2-9
Infarct of the kidney

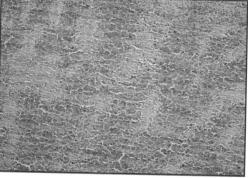

彩图 2-10
Mixed thrombus

实验三 大体标本图示

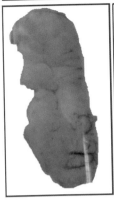

彩图 3-1
Simple appendicitis

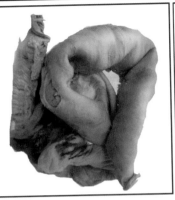

彩图 3-2
Fibrinous peritonitis
of small intestine

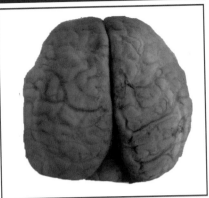

彩图 3-3
Purulent meningitis

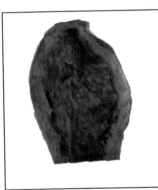

彩图 3-4
Abscess of the cholecyst

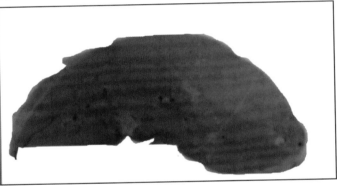

彩图 3-5
Abscess of the liver

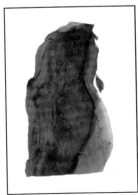

彩图 3-6
Chronic cholecystitis

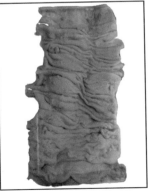

彩图 3-7
Chronic schistosomiasis
of the colon

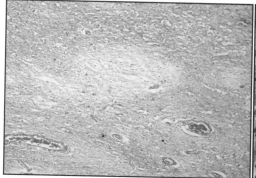

彩图 3-8
Alterative inflammation of the brain

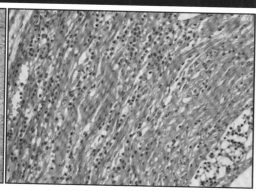

彩图 3-9
Acute phlegmonous appendicitis

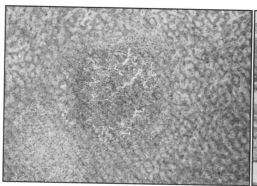

彩图 3-10
Abscess of the lung

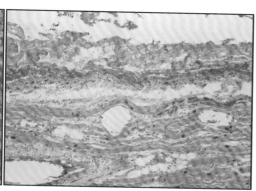

彩图 3-11
Fibrinous pericarditis

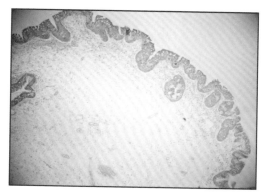

彩图 3-12
Polyp of the nose

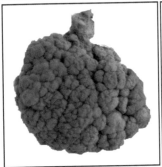

彩图 4-1
Papilloma

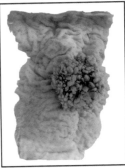

彩图 4-2
Adenoma of the colon

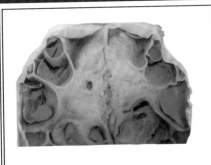

彩图 4-3
Mucous cystadenoma of the ovary

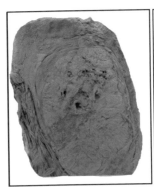

彩图 4-4
Carcinoma of the breast

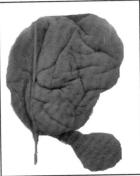

彩图 4-5
Fibroma

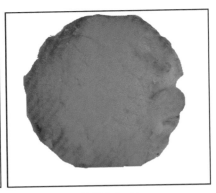

彩图 4-6
Lipoma

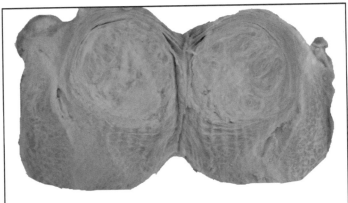

彩图 4-7
Leiomyoma of the uterus

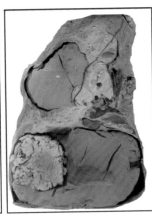

彩图 4-8
Teratoma of the ovary

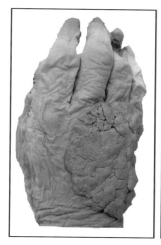

彩图 4-9
Squamous cell
carcinoma of the skin

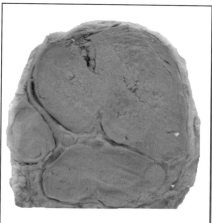

彩图 4-10
Lymphoma

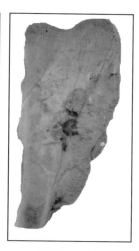

彩图 4-11
Osteosarcoma
of the femur

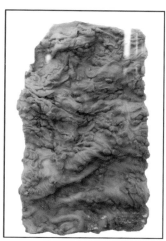

彩图 4-12
Polyposis coli

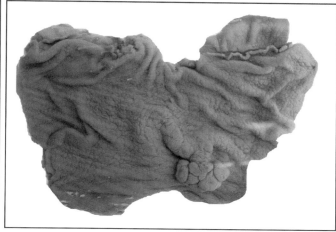

彩图 4-13
Gastric adenoma

实验四　切片标本图示

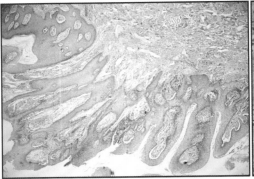

彩图 4-14
Papilloma of the skin

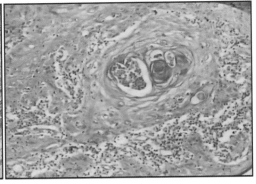

彩图 4-15
Squamous cell carcinoma of the skin

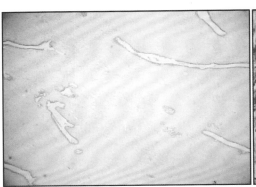

彩图 4-16
Fibroadenoma of the breast

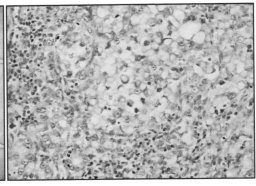

彩图 4-17
Metastatic carcinoma of the lymph node

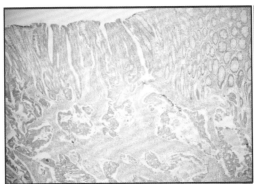

彩图 4-18
Carcinoma of the colon

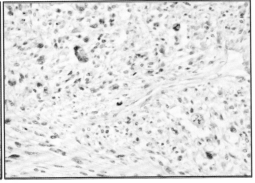

彩图 4-19
Atypical of the malignant tumor

实验五　大体标本图示

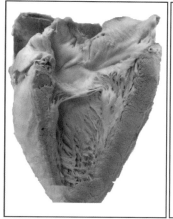

彩图 5-1
Hypertensive heart
hypertrophy

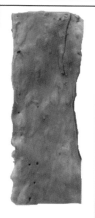

彩图 5-2
Atherosclerosis
of the aorta

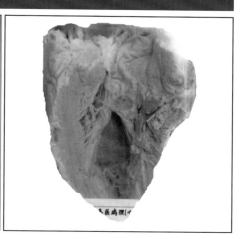

彩图 5-3
Mitral stenosis

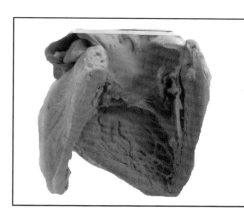

彩图 5-4
Infective endocarditis

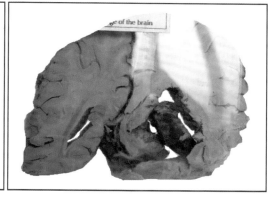

彩图 5-5
Hypertensive hemorrhage of the brain

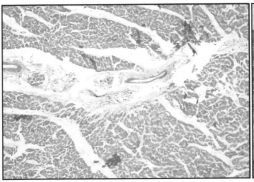

彩图 5-6
Rheumatic myocarditis

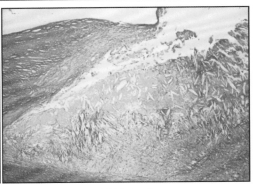

彩图 5-7
Atherosclerosis of the aorta

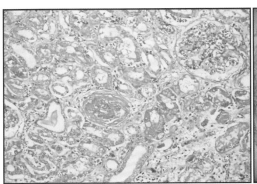

彩图 5-8
Arteriosclerosis of the kidney

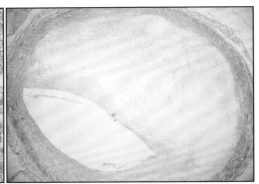

彩图 5-9
Atherosclerosis of the coronary artery

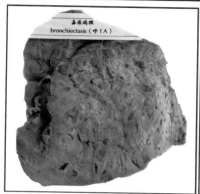

彩图 6-1
Bronchiectasis

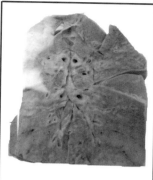

彩图 6-2
Lobular pneumonia

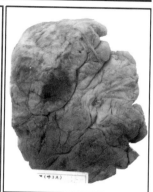

彩图 6-3
Pulmonary emphysema

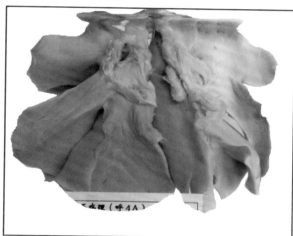

彩图 6-4
Atelectasis

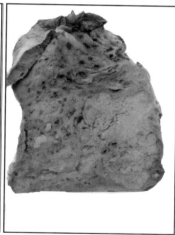

彩图 6-5
Carcinoma of the lung

实验六　切片标本图示

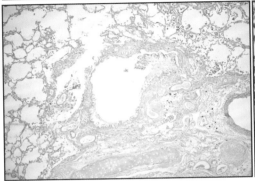

彩图 6-6
Chronic bronchitis

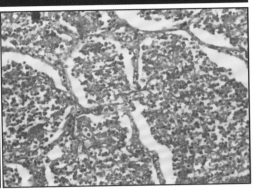

彩图 6-7
Lobar pneumonia

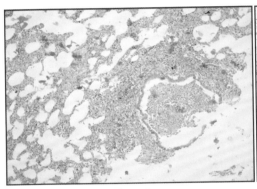

彩图 6-8
Lobular pneumonia

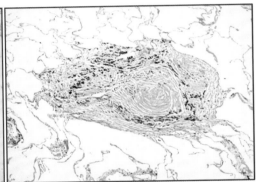

彩图 6-9
Silicosis

实验七　大体标本图示

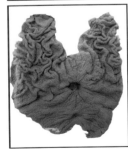

彩图 7-1
Gastric ulcer

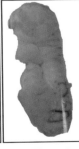

彩图 7-2
Appendicitis

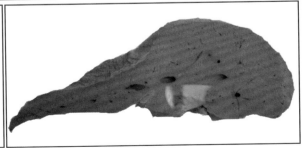

彩图 7-3
Subacute fulminant hepatitis

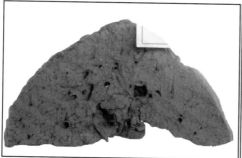

彩图 7-4
Cirrhosis

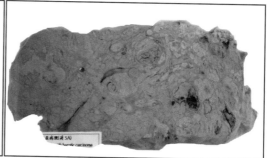

彩图 7-5
Hepatic carcinoma with cirrhosis

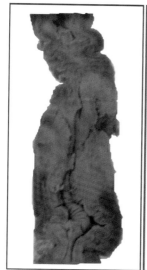

彩图 7-6
Carcinoma
of the esophagus

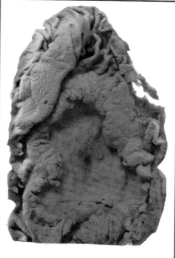

彩图 7-7
Gastric carcinoma

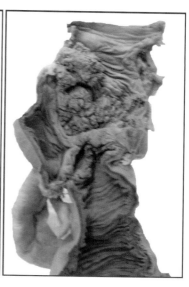

彩图 7-8
Colonic carcinoma

实验七　切片标本图示

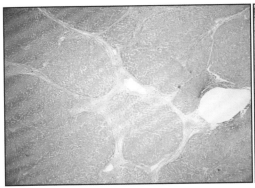

彩图 7-9
Cirrhosis

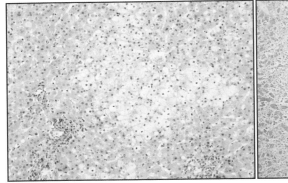

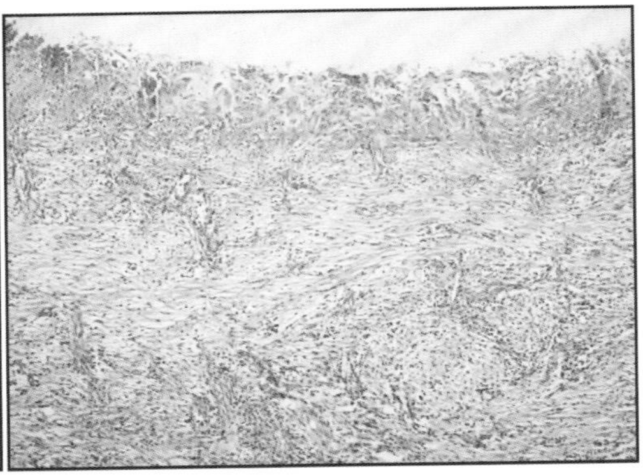

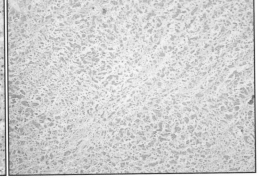

彩图 7-10
Gastric ulcer

彩图 7-11
Virus hepatitis (common type)

彩图 7-12
Acute fulminant hepatitis

实验八　大体标本图示

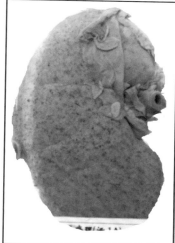

彩图 8-1
Acute glomerulonephritis

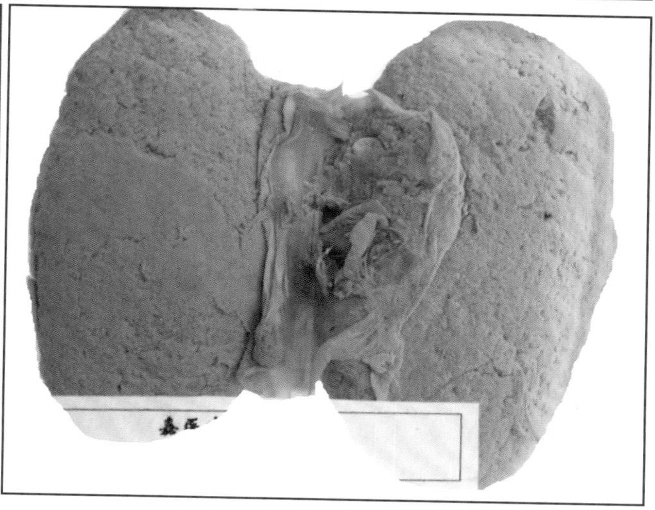

彩图 8-2
Chronic glomerulonephritis

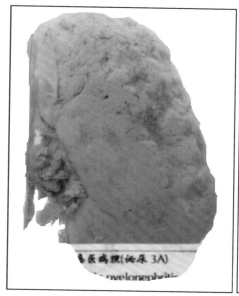

彩图 8-3
Chronic pyelonephritis

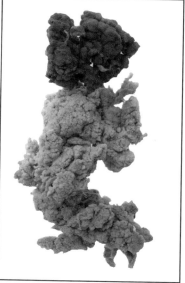

彩图 8-4
Papillary carcinoma
of the bladder

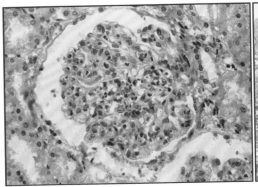

彩图 8-5
Acute glomerulonephritis

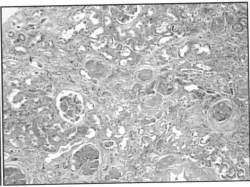

彩图 8-6
Chronic glomerulonephritis

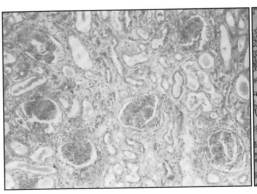

彩图 8-7
Rapidly progressive glomerulonephritis

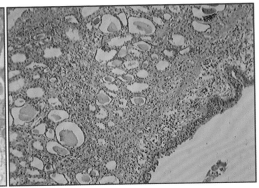

彩图 8-8
Chronic pyelonephritis

实验九 大体标本图示

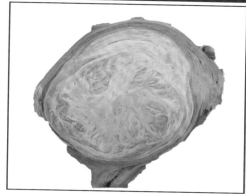

彩图 9-1
Leiomyoma of the uterus

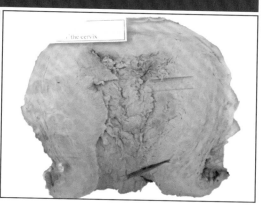

彩图 9-2
Carcinoma of the cervix

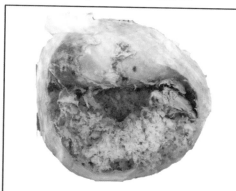

彩图 9-3
Hydatidiform mole

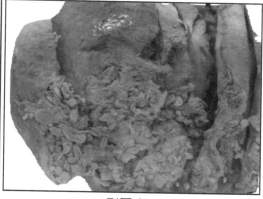

彩图 9-4
Invasive mole

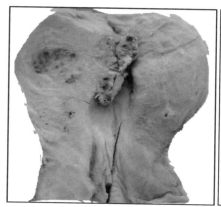

彩图 9-5
Choriocarcinoma of the uterus

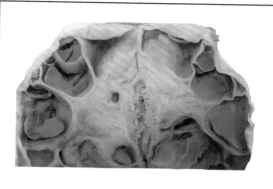

彩图 9-6
Mucinous cystadenoma of the ovary

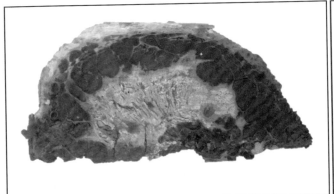

彩图 9-7
Carcinoma of the breast

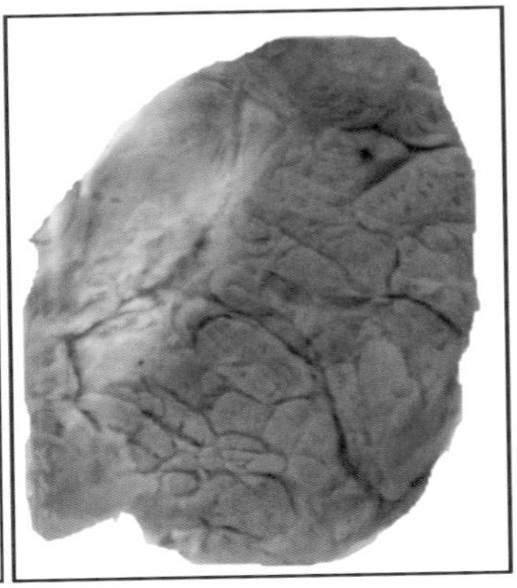

彩图 9-8
Hyperthyroidism

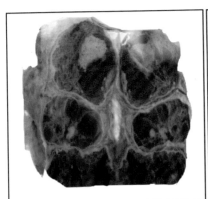

彩图 9-9
Nodular colloid goiter

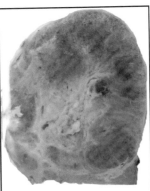

彩图 9-10
Adenoma of the thyroid

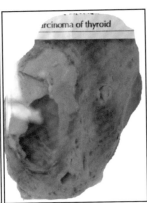

彩图 9-11
Carcinoma of the thyroid

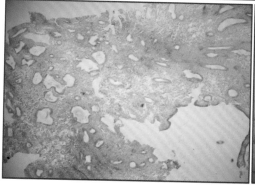

彩图 9-12
Endometrial hyperplasia

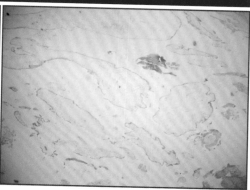

彩图 9-13
Hydatidiform mole

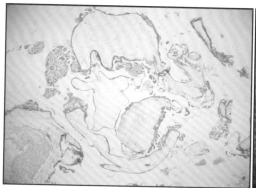

彩图 9-14
Invasive hydatidiform mole

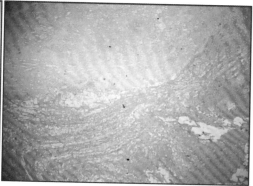

彩图 9-15
Choriocarcinoma

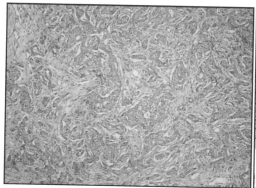

彩图 9-16
Carcinoma of the breast

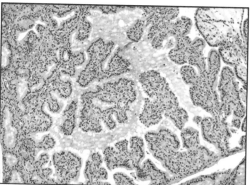

彩图 9-17
Hyperthyroidism

实验十　大体标本图示

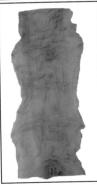

彩图 10-1
Typhoid fever

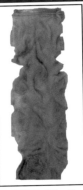

彩图 10-2
Amoebiasis
of the colon

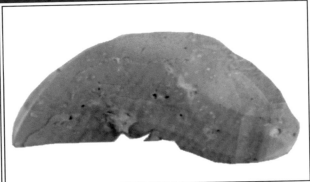

彩图 10-3
Amoebiasis of the liver

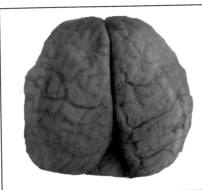

彩图 10-4
Epidemic cerebrospinal meningitis

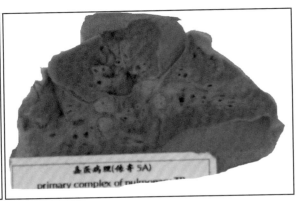

彩图 10-5
Primary pulmonary TB

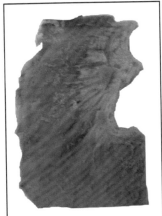

彩图 10-6
Acute miliary TB
of the colon

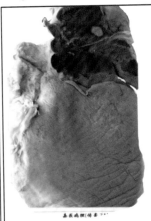

彩图 10-7
Infiltrative pulmonary TB

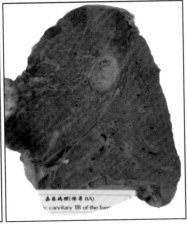

彩图 10-8
Chronic cavernous TB
of the lung

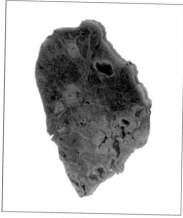

彩图 10-9
Chronic fibro-cavernous
of the pulmonary TB

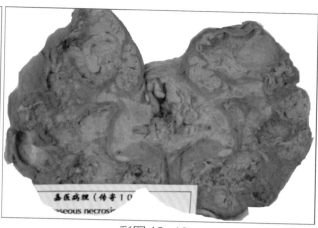

彩图 10-10
TB of the kidney

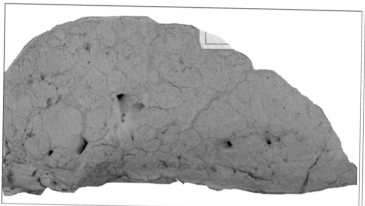

彩图 10-11
Schistosomiasis of the liver

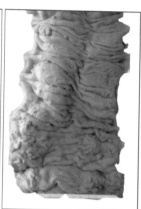

彩图 10-12
Schistosomiasis
of the colon

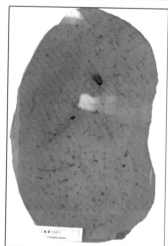

彩图 10-13
Splenomegaly
of Schistosomiasis

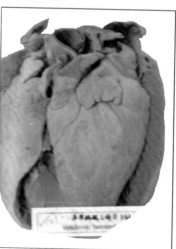

彩图 10-14
Epidemic hemorrhagic fever

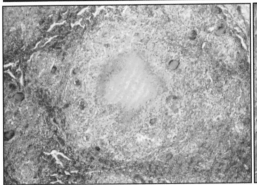

彩图 10-15
Tuberculosis

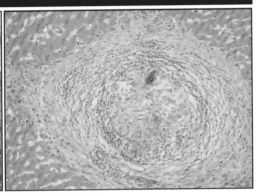

彩图 10-16
Egg nodule of acute Schistosomiasis

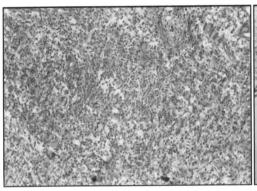

彩图 10-17
Typhoid fever

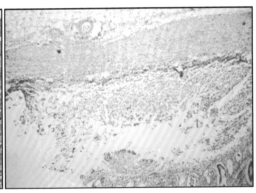

彩图 10-18
Amobiasis of the colon

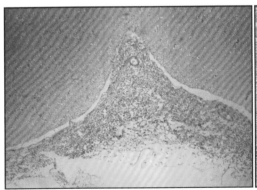

彩图 10-19
Epidemic cerebrospinal meningitis

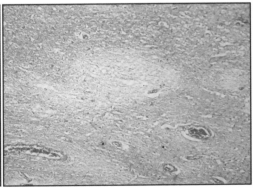

彩图 10-20
Epidemic encephalitis B